宁夏医科大学出版项目支持出版

2016宁夏哲学社会科学项目

分级诊疗背景下公立医院发展的策略研究（16NXBGL05)

郎颖 著

新医改背景下
公立医院改革评价研究

以宁夏为例

黄河出版传媒集团
宁夏人民出版社

图书在版编目（CIP）数据

新医改背景下公立医院改革评价研究：以宁夏为例 /
郎颖著. — 银川：宁夏人民出版社，2018.8
ISBN 978-7-227-06935-5

Ⅰ. ①新… Ⅱ. ①郎… Ⅲ. ①医改—体制改革—研
究—宁夏 Ⅳ. ① R197.32

中国版本图书馆 CIP 数据核字（2018）第 193023 号

新医改背景下公立医院改革评价研究——以宁夏为例　　郎　颖 著

责任编辑　管世献
责任校对　赵学佳
封面设计　蓓　蕾
责任印制　肖　艳

黄河出版传媒集团
宁夏人民出版社　出版发行

地　　　址　宁夏银川市北京东路 139 号出版大厦（750001）
网　　　址　http://www.yrpubm.com
网上书店　http://www.hh-book.com
电子信箱　nxrmcbs@126.com
邮购电话　0951-5052104　5052106
经　　　销　全国新华书店
印刷装订　宁夏银报智能印刷科技有限公司
印刷委托书号　（宁）0010541

开　　本　720 mm×980 mm　　1/16
印　　张　14.75　字　数　220 千字
版　　次　2018 年 11 月第 1 版
印　　次　2018 年 11 月第 1 次印刷
书　　号　ISBN 978-7-227-06935-5
定　　价　39.00 元

目　录

上　篇

下　篇

上篇

绪　言

卫生系统内部的效率问题即额外的卫生花费是否能够产生更多更好的健康产出是全球卫生政策工作者关注的重要问题。从国际上看，20 世纪末英美等发达资本主义国家的卫生系统也相继暴露出了各种低效率问题，如政府筹资压力过大、公立医院缺乏竞争、动力机制不足、患者等待看病时间过长等。基于此，各国纷纷出台了旨在提高本国卫生系统效率的医改法案。在我国，县级医院和乡镇卫生院是我国农村三级卫生服务网的龙头和纽带，2009 年新医改方案出台，更是把"保基本、强基层、建机制"作为医改的重心，农村卫生是改革的突破口，关系到整个医改的结局。新医改实施以来，政府通过增加投入、完善卫生服务体系、完善合作医疗制度、培训乡村医生等措施使农村医疗的整体条件较以前得到了大幅度提升。从农村医疗机构自身来讲，我们很关心目前的投入是否转化为有效的产出，以及较新医改前是否有提高。

宁夏地处中国西部，经济落后，像这样欠发达的地区，需要在提高公平性方面做出努力，但与此同时，如何有效使用卫生投入，如何在有限的卫生资源下实现最优的产出，保持卫生发展的可持续性，也是医改需要关注的。新医改以来，宁夏十分重视基层医疗卫生机构的效率问题，在配合国家深入进行医改的同时，也出台了一些提高县乡两级医疗机构效率的文件，如 2009 年的《宁夏回族自治区加快推进公立医院改革试点工作意见》和 2010 年的《宁夏回族自治区进一步深化基层医疗卫生机构综合改革的实施意见》，都明确提出要提高县乡两级医疗机构的运行效率。在这样的背景下，宁夏县乡两级医疗机构的运行效率是否较新医改前提高？这是本书拟回答的基本问题。本书将以新医改（2009 年）为时间点，测量 2000—2012 年宁夏县级、2007—2012 年宁夏乡级医疗机构的运行效率，并做新医改前后的比较研究。

0.1 问题的提出

0.1.1 卫生资源的稀缺性与效率

任何卫生资源都与普通商品一样，是稀缺的，即其机会成本大于零。在现有资源条件下，如何分配资源、使资源发挥最大的效用是解决稀缺性问题的关键，而这就是效率。在一定的技术水平下，当投入一定的情况下，产出最大化或在产出一定的情况下，投入最小即为效率。在卫生领域，基于卫生资源的稀缺性，效率即成为卫生政策制定者关心的首要问题，它是评估各项卫生政策实施效果的重要标准。

0.1.2 卫生体系的效率问题

国内：

新中国成立后，我国初步形成了以集体经济为依托的三级卫生服务网，表现为县设医院，公社设卫生院，大队设卫生室。"赤脚医生"是最基层的健康卫士，合作医疗制度在这一时期也有了发展，此时国家并没有大规模的卫生经费投入，农村居民的健康水平却得到了大幅度的提高，人均期望寿命从 35 岁上升到 65 岁，该项制度（集体经济制度）被世界银行和世界卫生组织（WHO）誉为"发展中国家解决卫生经费的唯一先例"。

1978 年，伴随着农村经济体制改革的出现，在经济快速发展的同时，政府明显对农村卫生事业投入不足，使得以集体经济为依托的县乡两级医疗机构受到了很大冲击，合作医疗制度基本解体，农村三级卫生服务网基本瘫痪，农村卫生技术人才大量流失。可以看出这两个时期农村三级卫生服务网面临许多问题，集中表现为医疗卫生费用急速上涨、农村卫生服务能力薄弱、城乡卫生资源配置不平衡等效率低下问题。

2002 年，中共中央、国务院出台了加强农村卫生工作的纲领性文件——《进一步加强农村卫生工作的决定》，该文件指出政府要通过增加卫生投入、发展合作医疗、加强监督与领导等保障措施，发挥农村卫生服务网络的整体功能，推进乡镇卫生院改革，提高农村卫生人员素质等。2003 年，我国农村实施了新型农村合作医疗制度，极大促进了我国农村卫生事业的进一步发展，人均筹资比例逐步降低，政府不断加大对卫生事业的投入，对卫生负有的责任更多，但与此同时农村新型合作医疗保险的出现使得县乡两级医疗机构出现了道德损害和逆向选择，新农合在极大地降低了农村居民看病负担的同时降低了农村医疗机构的效率，各种诱导需求层出不穷，医疗资源浪费严重，医疗费用急速上涨。

2009 年，以建立和谐社会为主要特征的新医改拉开帷幕，医疗卫生事业的公益性开始回归，政府始终坚持以农村卫生事业为重点，不断加大对农村医疗机构的投入。以政府的投入为例，自新一轮医改，我国公共财政支出中，卫生支出的比重逐渐提高，从 2008 年的 4.4% 提高到 2011 年 5.8%[1]。2009 年，新医改新增的 8500 亿元有 30% 左右用于农村和城市基础设施的建设，包括人员培训等。

从以上历次农村医疗改革过程来看，政府的工作重点从始至终都放在农村基层，从支持力度来看也是从弱到强，但每次医疗改革后，农村医疗机构条件改善了，但效率包括质量有没有提高一直是令人担心的问题。我们看到的现象是，城市大医院依然人满为患，基层医疗机构人浮于事、大型设备闲置很多，人们对基层医疗机构的满意度依然很低[2]，而且历次医改的评价从需方的角度评价较多，从供方角度仅是从数量上做出简单分析，缺乏用科学的方法进行质量分析。

国际：

卫生系统内部的效率问题即额外的卫生花费是否能够产生更多更好的

健康产出是全球卫生政策工作者关注的重要问题。20 世纪 80 年代，英美等发达国家相继开展了针对卫生系统内部资源不足、资源浪费、效率低下等问题的卫生改革，旨在提升卫生系统内部的效率和质量。如美国医药司（IOM）将医疗机构的效率定义为"避免浪费，包括设备、供给、思想和能源的浪费"，并认为美国医疗机构的效率是低下的（2005—2007 年），要求研究机构对此进行测量并提出改善建议[3]。英国是实行国家医疗保险（NHS）的国家，医疗费用由国家全部承担，公立医院享受全额政府划拨经费，国民享受的医疗福利待遇很高，但近年来，医疗费用的不断上涨为国家带来了很大负担，加上公立医院缺乏动力机制，出现了患者排队等候看病时间长的情况，医院处于低效率运行，加之私立医院的竞争，公立医院面临很大压力，亟须提高自身的运营效率[4]。德国医疗改革中创新性地使用了疾病诊断分组（DRG）这种支付方式，其目的也在于通过统一的疾病诊断分类支付定额的医疗费用，从而促使医院为获得利润主动降低成本，缩短住院天数，减少诱导性消费，控制医疗费用，提高医疗机构的效率[5]。在这样的需求下，各个国家亟须科学合理的医疗机构效率的测量方法，其他学科的效率测量方法不断地被引进到卫生经济学领域。数据包络分析法（DEA）被认为是测量医疗机构效率的首选方法。1984 年，舍曼（Sherman）等人[6]首先使用 DEA 对马萨诸塞州的 7 个教学医院的外科的技术效率做了测量。此后各国对医疗机构效率的研究层出不穷，多涉及测量方法的创新及其科学性和可靠性方面，而且各国之间的医疗机构的效率比较也变得十分经常[7]。2000 年，世界卫生组织发布了《卫生系统：改进业绩》，在这一研究报告中明确指出了卫生系统的绩效与效率是不同的，效率只是衡量绩效的一个方面，也可以看出卫生系统效率的测量对于卫生系统的绩效是很有影响的[8]。

0.1.3 基于数据包络分析法的国内外医疗机构效率研究

目前非参数方法数据包络分析法，由于没有许多严格限制而广泛地应用于教育、银行、交通、医疗等各个领域的效率测量。DEA 模型也在最初的基础上不断扩展，如两阶段模型甚至三阶段模型，还包括以DEA为基础的人工神经网络模型（ANN）、以DEA为基础的确定边界模型（AR）及以DEA为基础的分类决策树模型（CART）[9]等都有很好的应用。这一方法自1984年引入卫生领域，已发展得相当成熟，但依然存在一定的问题，主要表现在投入、产出指标筛选的不科学性以及对非技术有效的决策单元的规模收益的判断上。

首先，在投入、产出指标的选择上存在一定的主观性。例如国内大多文献在使用数据包络分析法筛选指标时，通常使用的是文献优选法，即通过使用文献当中的测量相同类型的决策单元使用频次较高的投入、产出指标为研究所用。或者很多文献在选择测量指标时是基于"研究需要"，具有一定的主观性。

其次，数据包络分析法对效率测量指标的数量与决策单元的数量有一定的要求，即决策单元的数量是投入、产出指标数量的和的2倍以上，否则会影响到效率的区分度。一些学者通过使用聚类分析、因子分析、主成分分析等方法，使得指标的数量减少，但却忽视了这些方法只是对投入、产出指标的线性综合，在效率得分测量完成之后，不能够找到原始变量距离生产前沿的差距，也就无法提供给决策者有益的资源配置信息，无法实现效率测量的目的。

再次，在使用DEA效率测量方面，研究者需要从多方面对决策单元作出判断，如综合技术效率、纯技术效率、规模效率、规模收益等，但现有的模型对非效率决策单元的规模收益无法估计，所以非常有必要对现有的非技术有效决策单元的规模收益判断方法进行完善。

最后，从国内文献看，对农村医疗机构效率的研究较少，有也大多是对农村医疗机构效率的一个静态的研究。而对宁夏农村医疗机构效率的研究也基本停留在宏观的角度，即从全国的视角，将宁夏农村医疗机构视为一个决策单元，由于传统的数据包络分析法只是测量相对效率的，那么宁夏县乡两级医疗机构的真实效率是怎样的、影响因素有哪些，有待进一步去测量并分解。

综上，国内外在医疗机构效率测量的指标筛选的方法上有待改进，对宁夏农村医疗机构效率的测量也基本是空白的。

0.1.4 效率分析在宁夏医改中的重要性

公平是医改的核心，特别像宁夏这样欠发达的地区，需要在提高公平性方面做出努力。但与此同时，如何有效使用卫生投入，如何在有限的卫生资源下实现最优的产出，保持卫生发展的可持续性，也是医改需要关注的。新医改以来，宁夏政府十分重视基层医疗卫生机构的效率问题，在配合国家深入进行医改的同时，也出台了一些针对县乡两级医疗机构改革的文件如 2009 年的《宁夏回族自治区加快推进公立医院改革试点工作意见》，该文件明确指出了通过公立医院的改革形成比较规范的公立医院管理体制、补偿机制、运行机制和监管机制，充分调动医务人员的积极性，提高公立医院的运行效率。具体的做法包括加强县级医院服务能力的建设，推进县级医院的标准化建设，到 2012 年每县有一所县级医院达到标准化水平；实行院长长期目标责任制，开展绩效评估并与财政补助相挂钩，同时鼓励医疗机构作为独立的法人承担相应的责任，增强公立医院的生机与活力；健全财政补助机制，将公立医院的基本建设和设备配置纳入到政府补助范围内，在取消药品加成后，合理确定补偿机制，对其承担的公共卫生任务给予专项补助；改革支付方式，并对公立医院的成本效益进行定期考核等。2010 年出台了《宁夏回族自治区进一步深化基层医疗卫生机构综合改革的实施意见》《完善基层医疗卫生机构补偿机制的暂行规定》和《基层医疗卫生机构基本公共卫生服务绩效考核与财政补助暂行办法》，这些文件明确了乡镇卫生院改革的主要目标，即通过完善区域卫生规划、加强卫生投入、改革管理体制和用人机制、创新分配制度及补偿措施等调动基层医疗机构的积极性，以期解决农村医疗机构卫生资源配置不合理、卫生技术人员短缺、基本医疗服务能力弱、管理体制和运行机制不完善从而影响乡镇卫生院效率的问题。具体的做法是在标准化建设方面，争取中央投资 3500 万元，新建和改扩建 35 个乡镇卫生院，进行标准化建设，通过订单培养为乡镇卫生院输送全科医生等，强化公共卫生服务的职能，对完成的任务的数量、质量、居民满意度等进行综合考核并分配公共卫生经费等。同年，在国外专家团队支持下，在宁夏盐池县和海原县率先开展了"创新支付制度提高卫生效益"改革试点。在试点基础上，已将创新支付制度改革推广到吴忠市和中卫市，其目的也是通过在乡镇卫生院实行门诊包干预付和在县级医疗机构实行住院包干预付制，利用经济激励机制，引导基本医疗服务下沉基层，促使医疗机构降低成本，从而提高基层医疗卫生的综合效益。

综上所述，在这些政策的支持下，宁夏县乡两级医疗机构运行效率是否提高是自治区政府在新医改中关注的主要问题，在这一需求下，效率分析对宁夏新医改显得格外重要。本书拟通过明确的效率测量，比较新医改前后的变化，探讨影响效率的主要因素，进一步提出效率提高的政策建议。

0.1.5　需要研究的问题

首先，从政策上来讲，我们很关心目前实施的新医改在政策方面是否是有效的，即政府给予农村卫生体系的投入是否转化为有效的产出。其次，从学术的角度，目前对卫生体系效率测量的需求很大，各种方法很多，但对农村卫生服务体系效率的测量选择什么指标、方法和模型缺乏系统的研究，本书拟构建宁夏县乡两级医疗机构效率测量指标和模型。最后，宁夏是中国西部的一个少数民族聚居区，人口密度少，经济落后，在国家医改政策向西部倾斜、宁夏基层医疗机构改革不断深入的背景下，宁夏农村特别是县乡两级医疗机构的运营效率是否较新医改前有所提高，国家的补助资金是否充分利用？为了回答这些问题，我们将从宁夏农村卫生体系资源的变化入手，考察新医改前后（2000—2012 年）宁夏县乡两级医疗机构运行效率的变化等。

0.2 研究假设和目标

本书的研究假设是：制度的创新会带来生产率的提高。新医改"保基本、强基层、建机制"的战略以及医疗保障水平的快速提升，会对宁夏县乡两级医疗机构的投入与产出产生重要影响：其运行效率会得到改善。

本书的总体目标是测量宁夏新医改前后农村县乡两级医疗机构运行效率变化及其影响因素，为完善宁夏医药卫生改革提供依据。

具体目标包括：

（1）构建宁夏县乡医疗机构效率评价模型；

（2）分析新医改前后宁夏农村卫生资源的变化趋势；

（3）测量宁夏新医改前后县乡两级医疗机构运行效率及影响因素；

（4）提出优化配置卫生资源的政策建议。

0.3 意义

理论意义。目前医疗机构效率的测量得到了广泛关注，在这样的需求下，各种效率研究方法层出不穷，以 DEA 为基础的效率测量占主流，DEA 自 1978 年查恩斯开发出来以后广泛地应用于银行、交通、教育等领域，被引入卫生经济学领域时间不长。由于 DEA 测量方便，使用限制少，从国内文献来看，有很多人任意使用，从文章表面来看具有了一定的形式，但在指标、模型的选择方面都缺乏理论依据，因此所得结果的可靠性大打折扣。本书期望以科学的理论为基础，通过系统梳理国际、国内文献，从指标的选择到模型的确立避免随意，力求做到科学和规范。

现实意义。农村卫生工作是新医改关注的重点，运行这几年，需要做一个系统的评价。国家重视农村卫生，通过增加各项投入，期望减小农村居民和城市居民在卫生资源利用上的差距，那么在卫生资源的提供上农村基层究竟缺什么？是钱吗？有数据显示以 2007 年全国城市和农村医疗机构各种投入、产出数据来看，农村每千人口卫生机构数要高于城市[10]，而每千人口卫生专业技术人员数和人均卫生总费用投入要远远低于城市水平，农村的病床使用率为 48.2%，城市的病床使用率为 78.2%，刘海英等人[11] 对中国农村和城市医疗机构的服务效率做了一个比较，得到的结论是在剔除卫生人力资源素质存在的差异后，发现城市的医疗机构"真实"的服务效率甚至要低于农村，说明同病床等资源的投入政策并不适用于农村，农村基层医疗卫生机构可能更加缺乏的是卫生技术人员的投入。也许一味地提高农村基层医疗卫生机构的投入并不是一项合理的政策，比如除了增加总量上的投入，还应当注重投入的结构等。本书以宁夏为例，期望通过使用科学的效率的测量方法，比较新医改前后农村基层医疗卫生机构在运营效率方面的变化，寻找除了资金以外的能够影响到农村医疗机构的效率的因素，以便帮助决策者作出更合理的资源配置，并为后期的医改提供数据上的支持，同时也期对甘青宁"六盘山国家示范贫困区"基层医疗机构效率的测量起到借鉴作用。

第一章 文献综述

1.1 经济效率理论研究评述

1.1.1 效率

效率是经济学中的核心概念，是指现实的投入与产出状态和目标状态的比较或差距。目前在实证研究及理论研究中，和效率相关的概念较多，诸如"帕累托最优效率""X 非效率""技术效率""配置效率""全要素生产率"等，在这些概念中效率的内涵发生了怎样的变化，我们来探究一下效率的内涵。

帕累托最优效率，是目前经济学家广泛运用的效率定义，是指不可能在不损害他人利益的情况下提高任何人的福利的情况。生产效率和分配效率是其应有之义。生产效率是指企业的一种生产状态，即企业不可能通过增加一种产品的数量而降低另外一种产品的数量而得到一种改变，这种状态可以用生产可能性边界来表示（PPF）；而分配效率或配置效率主要是指企业的生产是否满足了消费者的需求，即生产没有剩余，或者各种生产要素包括资本要素、人力要素在企业内部及企业之间得到了很好的配置，物尽其用的一种状态。这种帕累托最优的生产状态仅能在完全竞争的市场状态下实现，寡头、垄断等不完全竞争市场中都不同程度地存在着浪费，是阻碍帕累托实现的因素。

1.1.2 非效率

我们经常要做出效率或非效率判断，和效率相对的是"非效率"，新古典经济学认为它是和效率相反的一种经济状态，即在生产领域存在着浪费。它包括两种情况：一是企业的生产处在生产可能性曲线内；二是各种生产要素没有在企业内得到合理配置，或者供给与需求不符。这两种情况都存在着帕累托改进的机会。从这种定义中，我们可以发现新古典经济学家所描述的"非效率"是暂时的，因为企业追求的目标是利润最大化，最终是会将无效率点向生产可能性曲线上移动，即非效率与效率是会相互转化的，只是时间的问题。这样一来我们要对企业的生产状态做一准确的判断就比较难。

X非效率对企业的无效率状态研究从另一个层面展开，即从人的理性是可以选择的角度出发（见图1-1），当来自个体内外的压力较大时，个体会趋向选择做一个理性人，努力水平较高，企业的效率也较高，当来自个体内外的压力较小时，个体更趋向于做一个感性人，努力水平较低，对企业的贡献较少，资源浪费现象存在，企业的效率也较低，更加强调人的积极性、努力程度等会影响到企业的效率，而且由于这种因素的影响，企业的非效率状态会存在一定的时间。

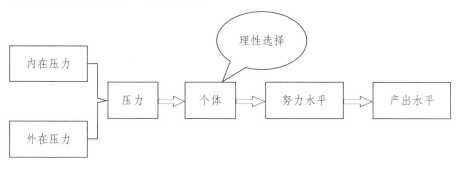

图1-1 X非效率模型

X非效率[12]和新古典经济学研究的非效率有相通之处，即认为非效率是一种资源浪费的状态，不同之处在于，X非效率理论认为非效率是可以持久的，而新古典经济学则认为非效率的状态是暂时的；最主要的区别在于 X 非效率认为非效率的因素更应从企业管理的角度去挖掘，诸如员工的积极性及相应的激励机制等，而新古典经济学则认为资源配置的低效率是企业生产低效率的原因所在。

新制度经济学在新古典经济学的基础上，对"非效率"做出了解释。他们依然坚持理性经济人的假设，将产权、交易费用等因素引入对非效率的解释。同样，他们认为企业的生产无效率可以长时间地存在，资源配置效率低是引起生产效率低下的一个因素，但更多的是由于交易费用的存在，如企业主与员工之间的信息不对称，员工偷懒，企业对员工的监督不利等，这些因素在企业内部大量存在，从而造成了资源浪费，产生了企业的无效率。

至此，新古典经济学、X 非效率及新制度经济学对非效率的理解存在的差别可以用表 1-1 来表示。

表 1-1　三大经济学派对非效率的理解

非效率	新古典经济学	X 非效率	新制度经济学
资源浪费	√	√	√
理性经济人	√		√
长期存在		√	√
配置低效率	√		
压力		√	
交易费用			√

由此可见，新制度经济学对效率及非效率的理解更为符合现实的情况，即在理性经济人的假设下，效率是一种帕累托的最优状态，非效率状态即资源的非充分利用状态是由于一定程度的资源配置不均衡，主要是由于交易成本较高等外部约束引起的，这种状态可以长时间地存在，同时也

是两种企业效率产生的差异之所在。本书由于获取的是大量的面板数据，未能对企业的非效率从交易成本的角度去考察（很难量化），这也是今后的一个研究方向。

1.1.3　实证研究中的效率

效率的理论研究难以量化。在现实中，M. J. 法雷尔（Farrell）[13]等人在1957年为量化方便，对企业的效率做了重新的定义。他们将效率分解为技术效率（TE）、配置效率（AE）和规模效率（SE）三部分。技术效率是指生产者在给定投入要素组合下，产出的最大化。配置效率是指产品及生产要素在生产者与消费者及生产者之间进行有效的分配，没有浪费。规模效率是指生产者处于最小平均成本之上进行生产，当两个企业的生产都超出最小平均成本之上，为了追求规模经济可以进行合并。相对地，在实证研究中无效率可以用3种方式来度量：技术的无效、配置的无效、规模的无效。在图1-2中，我们利用曲线Q=100表示治疗100位患者的等产量曲线，图中有2条等成本曲线，当厂商在A处生产经营时，可以说它是技术有效的，因为它实现了使用等产量曲线上投入组合的量进行生产，但没有实现配置上的有效率，唯有B点（等成本曲线和等产量曲线相切时）既实现了技术有效，又实现了配置有效，即实现配置效率的条件是投入要素的价格之比与投入要素的边际产出之比相等。

当企业之间效率的差异并非技术效率或配置效率时，就有必要进一步判断企业的规模效率了，尤其是当企业存在规模报酬递增的情况时。因此，M. J. 法雷尔等人进一步将企业的技术效率分解为纯技术效率和规模效率的乘积。而且M. J. 法雷尔等人利用边界分析（数据包络）测得生产者的实际产出与成本和理想的产出与成本的差距。可以说M. J. 法雷尔等人对企业效率的测量做出了卓越的贡献，后人又将边界分析不断发展与完善，目前不但能通过计量的方法测算出效率得分，而且能够对效率的改进提出具体的有针对性的建议。本书中的医疗机构运行效率定义采用"实证分析中的效率"，即包括综合技术效率、纯技术效率和规模效率。

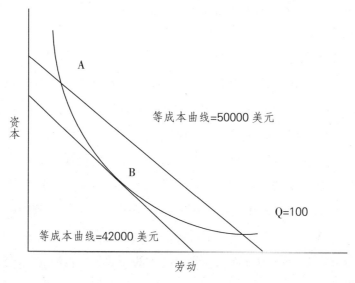

图 1-2 技术和配置的有效性

1.2 国内外医疗机构效率研究综述

1.2.1 医疗机构效率测量常用的方法

自 20 世纪 60 年代以来，欧美国家的通货膨胀一直困扰着卫生产业。在这一期间，美国用于医疗的国民生产总值从 1960 年的 5%上升到 1989 年的 11%，在美国效率被定义为"浪费，包括设备、供给、思想和能量的浪费"，在 2001 年美国卫生部及 2007 年布什政府报告中都提到了国家卫生系统效率低下的问题，并将效率作为 21 世纪卫生系统发展的六大目标之一。2006 年，布什政府签署了行政令，旨在提高卫生计划的质量和效率，并提高消费者对于各项消费信息的透明度（白宫，2007）。与此同时，为了解决卫生费用不断上涨、卫生产出没有相应上涨的问题，欧美各国政府出台了一系列包括成本约束、资源再分配、利率管制等措施，加之卫生资源的稀缺性和卫生资源有效配置的需求，催生了卫生经济学的发展，尤其是卫生政策评价技术的发展。同时，这些关注为医疗机构卫生服务效率的测量带来了很大压力，即要求准确测量并改善医疗机构的效率。卫生服务效率测量的需求很大，卫生服务效率测量的方法就显得尤为重要。

测量医疗机构的效率可以帮助医疗机构评估自己的管理效果，同时为决策单元的资源配置提供有价值的参考意见。在较早的医疗机构效率评价中，常使用参数的方法对医疗机构的效率进行估计，这些方法可以处理单一投入—单一产出，以及多投入和单一产出之间的关系。但对于医疗机构这种运用多投入生产多产出的单位，很难用参数的方法去估计。目前国际、国内通常使用计量经济学或数学线性规划的方法来测量这一类型决策单元的效率。这些数学规划方法主要有两类：数据包络分析和随机生产前沿分析（SFA）[14]。两种方法都是"边界分析"的方法。边界分析是比较一个公司（医院）的实际的产出与投入和理想的投入与产出组合的差距。这两种方法的差别在于使用不同的途径计算效率的边界。

1.2.1.1　数据包络分析

数据包络分析是由 M. J. 法雷尔（1957）[13]首次提出，库珀（Coper，1984）等人发展起来的分段线性技术分析方法，将总效率分解为技术效率和配置效率。有学者[15]通过实践发现数据包络分析是测量卫生体系效率的最佳非参数方法。该方法首次在 1984 年被引入医院效率的测量中。其特点是，首先数据包络分析是一种生产前沿面的非参数估计方法，它允许使用多个投入与多个产出等解释变量[3]，利用线性规划的方法，对具有可比性的同类型单位进行相对效率的评价；其次该方法在测量效率时不需要具体的函数形式，所需的指标较少，无需考虑指标的权重和量纲；最后该方法不仅能计算出各医院相对效率的得分，还能为 DEA 低效的医院指出哪些方面投入过剩或产出不足。数据包络分析包含两种基本的模型，即 C2R 模型和 C2GS2 模型。其中 C2R 模型主要用于判断各医院相对于其他医院技术有效和规模有效是否同时发生。C2GS2 模型主要用于判断各医院在现有规模下的单纯技术有效（即在现有的规模下，各项投入

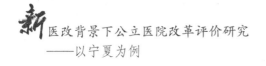

均得到充分的利用）。

DEA 方法被广泛地用于医院效率的评价。国外有学者通过该方法研究了医院内部的门诊各科室在不同的支付制度下治疗相同病患的效率。如 1989 年 Y. A. 奥兹坎（Ozcan）等人 [16]就中风的治疗观察了美国 214 所医院。结果发现那些治疗了 100 以上病例的医院更富有效率（0.81），而那些经验较少的医院效率仅有 0.59~0.61。Harper 等人使用 DEA 和计量经济学测量了英国各医院内手术科室的效率，结论是 1998—1999 年的效率为 0.878~0.936，1999—2000 年的效率为 0.849~0.930，较上一年有所下降。

在我国，庄宁等人[17]评价了我国 34 家医院的技术效率，并且对山东省淄博市与江苏省南通市医院经济效率进行了时间序列分析（1990—1999 年），卞鹰等人[18]对不同性质医院服务效率的差异进行了分析，韩辉等人[19]（2008 年）对县级妇幼保健机构运行的相对效率进行了评价。在对县乡级医疗机构运行效率评价中也多用到了 DEA 评价方法。如茌莴等人[20]对中国贫困农村合作医疗试点地区县乡卫生机构服效率进行了分析；方鹏骞等人[21]使用 DEA 方法对县乡两级医疗机构协同管理的运行效率进行了评价。

1.2.1.2　随机前沿分析

随机前沿分析是测量效率的另一种方法。与 DEA 方法中把实际值和前沿面的偏差全部归于低效率不同，随机前沿分析在函数模型中将这个偏差分为两部分：随机误差和效率残差。前者是由观察误差、不可预期的消耗、维修和短期的病种构成改变等不可控因素引起的，而后者是由管理、资源利用和计划制定等可控因素引起的效率损失。用该方法评价医院效率时，要通过效率残差的大小来确定医院效率低下的程度。该方法将随机误差从效率低下的原因中分离出来，而用效率残差来反映真正的效率损失，提高了效率评价的准确性，比 DEA 更进一步。但该方法的应用受到前提条件的限制，如要求被分析的医院做到成本最小化，以及医院的产出水平完全由外部因素决定等，任何模型定义错误、解释变量缺失都会导致结论的偏倚，这些条件限制了该方法在现实中的应用。

在我国对农村医疗机构的效率测量中，宁岩等人[22]首次运用此方法对乡镇卫生院服务效率进行了评价，发现 SFA 能全面客观评价乡镇卫生院的服务效率。姚红等人[23]运用此方法对上海市 45 家医院供给的技术效率进行了评价，显示不同级别的医院存在着不同的低效率现象。

1.2.1.3 数据包络分析所具有的优势

除此之外，在医疗机构的效率测量中还会用到比率分析法、最小二乘法等。数据包络分析和这些分析方法相比具有一定的优势。

目前除了数据包络分析法，用于测量医疗机构效率的主要方法有比率分析法和计量经济学中的回归分析。比率分析法是用来定位医疗机构效率中投入与产出关系极值的一种方法，比如下列一些变量的比说明了医疗机构的无效率：如总支出与总收入之比远远小于 1，或者严重程度经调整后的平均住院日比（即总住院日与患者严重程度经调整后的住院日的比）小于 1 等。而且比率分析法只适用于单一产出与单一投入之比，所以医疗机构可以通过这种方法简单地去探查一下医疗机构的无效率，如果真用这种方法测量医疗机构的效率就需要一组的比率，这对于管理者来说是比较困难的一件事。

和比率分析法不同的是使用多元回归分析技术可以评估具有多投入与多产出的机构的生产与成本之间的关系。但是 H. D. 舍曼等人 [24]也指出了使用这种方法测量无效率决策单元的一些限制。首先，普通的最小二乘估计会导致那些具有中间趋势的决策单元被误判为是有效率的。因为使用均数作为标准来判断决策单元的效率会导致一些信息的损失。如 R. D. 班克（Banker）等人[25]使用 DEA 方法对北卡罗来纳州医院做了测量，发现了规模收益递增或递减的一些决策单元，但在早期的使用超对数回归函数[26]中，由于使用了一些平均值而没有发现决策单元的规模收益。其次，使用最小二乘估计[27]的成本或生产函数无法判定出无效决策单元，因为它和比率分析法一样，把偏离均数或中位数的值都视为无效。

与比率分析法和回归分析法所具有的缺陷来说，DEA 很精准地考虑到了决策单元的多投入与多产出的生产性质，DEA 使用生产可能性边界而不是一些平均数据来判断决策单元的效率，避免了使用最小二乘估计所带来的信息损失。

最后，DEA 的支持者争论，与比率分析法和最小二乘估计，在使用以投入为导向的 DEA 中，可以进一步判断无效决策单元的根源与数量，所以 DEA 是测量机构效率的一种比较理想的方法。W. F. 鲍林（Bowlin）等人[28]曾说："单纯使用 DEA 来判断决策单元的有效率或无效率远没有用它定位出无效的根源和标准相比可以进行改进的数量重要。"

1.2.2 基于 DEA 的效率测量的投入、产出指标选择

1.2.2.1 国际医疗机构效率测量的主体及投入、产出指标的选择

使用数据包络分析测量医疗机构的效率首先要建立一套投入、产出的指标体系。投入、产出指标的选择也是要遵循一定原则的，首先指标的选择要能反映生产的过程；其次被测量的决策单元的数量要至少是所选指标之和的 2~3 倍，这是著名的 DEA 使用的拇指法则[29]；最后，由于 DEA 是基于决策单元的生产数据点的，所以指标数据的获得更方便、容易。

通过检索 CALIS 外文期刊网以及 MEDLINE 和 ECONLIT 数据库，时间期限界定为 1958—2012 年，关键词为 "efficiency" "inefficiecy"，在结果中继续以 "health care" 或 "medical care"，最后以 "DEA" 为关键词进一步筛选，以及通过对现有文献的深度挖掘，共参考文献 361 篇，并对文献的特征进行分类，分类标准为：（1）谁在进行医疗机构的效率测量，测量的对象是什么，测量的目的是什么；（2）被测量的决策单元的产出是什么；（3）被测量的决策单元的投入是什么。之后，对国外卫生服务效率的研究做一综述。

在已参考的文献中，根据参考文献特征（见表 1-2），卫生服务效率测量的对象通常是医院、医生（个人或团体）、护士，测量的需求一般来源于学术研究、卫生计划、卫生项目的执行、地域差异的比较等。数据来源多为面板数据的二手资料及现场数据。投入的指标通常是物质的、金钱

的、物质及金钱混合在一起的。产出使用的指标有中间产品(提供的卫生服务)、最终产出(治愈率等)、合并指标。使用的方法均为数据包络分析,其中单纯 DEA、DEA-Malmquist、DEA-Tobit、超级DEA。

表 1-2 国外参考文献基本特征

研究分类		文献数量	百分比（%）
测量 需求	学术研究	153	42.4
	卫生计划	68	18.8
	卫生项目	54	15.0
	地域比较	86	23.8
测量 对象	医院	147	40.7
	医生	134	37.1
	护士	80	22.2
数据 来源	面板数据（二手）	295	81.8
	现场数据	66	18.2
投入 指标	物质相关	168	46.5
	金钱相关	97	26.9
	物质、金钱合并	96	26.6
产出 指标	中间产出	217	60.1
	最终产出	13	3.6
	中间产出与最终产出混合	129	35.7
DEA 方法	单纯 DEA	142	39.3
	DEA-Malmquist	19	5.2
	超级 DEA	13	3.6
	DEA-Tobit	187	51.8

在利用数据包络分析测量医疗机构的效率时，最主要的就是测量模型的选择和指标的选择。表 1-3 是国外基于 DEA 研究医疗机构效率的主要文献的摘要，从表中我们可以看到 DEA 在卫生领域应用的范围，以及 DEA 投入、产出变量的选择。国外医疗机构在测量效率时通常以医院、护理疗养院、医生（护士）、疾病的治疗等作为决策单元，可见决策单元的定义可宽可窄。

在选择投入、产出指标时，可以看出并没有统一的标准，完全是根据决策单元的性质和特点来选择的，其中投入指标以选择成本花费、工作日、病床的较多，产出指标多以各类病人的住院天数、门急诊人次数为主要内容。通常使用医生人数、护士人数、其他员工（管理者）人数、病床数为投入指标；以门急诊人次数、出院人次数、健康体检人次数、治愈率等正向指标为产出指标，同时也有以死亡率等负向指标为产出指标。当然在使用不同的测量模型时，投入、产出指标又具有相对性，可能被视为产出的指标同时是下一生产阶段的投入指标。另外，国际文献在选择指标上往往是根据经验，具有一定的随意性和主观性。

表 1-3　国外基于 DEA 测量医疗机构效率研究文献摘要

作　者	决策单位	产出指标	投入指标
Banker, Conrad, Straus	114 家北卡罗来纳州医院	儿科住院天数，成人住院天数，老年人住院天数	护士服务，辅助服务，行政及总体服务,资金
Bitran and Valor-Sabatier	160 家美国医院（限于提供医疗服务部门的分析）	15 种主要疾病的出院人数	FTEs（全职卫生人力资源数量），直接工资花费,其他直接花费
Bowlin, Charnes and Cooper and Sherman	15 所马萨诸塞州医院	常规病人的出院人数，重病患者出院人数,实习生训练人数	FTEs,医院病床数,成本花费
Chilingerian	36 名内科医生和外科医生	严重病例数，轻微病例数	工作日,辅助花费

续表

作 者	决策单元	产出指标	投入指标
Chilingerian and Sherman	15 名医生治疗心衰的 128 名病例	严重心衰病例,轻微心衰病例	工作日,辅助花费
Grosskopf and Valdmanis	82 所加利福尼亚医院	急症护理天数,重症护理天数,手术日,急救次数	医生人数,非医生人数,挂号费及净资产
Hogan,Chesney and Worblewski	300 所美国医院	26 类疾病患者出院人次数,亚急性病患者门诊人次数,培训人数,急诊人次数,门诊人次数,门诊手术人次数	资金、能源、福利花费,其他供给花费
Nyman,Bricker and Link	195 所威斯康星州护士疗养站	窦房结功能(SNF)患者人数,ICF 患者人数,要求提供有限服务的患者人数,要求提供私人护理的患者人数,要求提供家庭护理的患者人数	护工工作小时数,社会工作者工作小时数,治疗时间(小时数),其他工作时间(小时数)
Numaker	17 所威斯康星州医院	日常老年患者住院数,日常儿科患者住院数,日常妇科患者住院数	日常住院花费

由表 1-3 可以看出,国外对医疗机构效率评价的产出指标很少选择非期望产出指标,原因在于使用 DEA 效率的测量常基于一些假设条件,首先,医疗机构向患者提供的医疗服务是必需的和必要的,因为从效率定义上来看,非必需的实际上是一种浪费。有研究表明,30%的卫生费用是由于一些无法解释的变量造成的,包括诱导需求和过多消费等[30]。过度使用的数据很多,舒斯特(Schuster)在其文献中指出:"我们研究中最主要的发现就是患者应该接受的治疗(医疗服务)与实际接受到的服务之间存在差距,无论是对预防性疾病、急性病、慢性病,还是老年患者抑或是儿童,抑或是一个国家或是一个城市,过度医疗都是存在的,降低了医疗机构效率的同时,增

加了医疗费用。"如有研究表明：有 23% 的鼓膜造孔装置是不必要的，5%～35% 的成年人哮喘治疗是不必要的，16% 的子宫切除术是不需要的，9.4 的肺炎患者入院是不必要的，20% 的心脏病患者起搏器安置是不必要的。其次，医疗卫生服务的结果测量指标应该是一致的。这些测量指标包括一些正向指标和负向指标，负向指标如死亡率、不良反应事件等，这类指标越高越会影响到机构的效率。比如哈佛医学院曾经做过一个关于不良反应事件的影响，发现大概一年要消耗 100 亿美元或者占到卫生总费用的 5% 以上，另外类似于医院的感染事件每年会影响到 5%～10% 的住院患者，会导致每年 90000 的死亡病例，或者每年会浪费 4.5 亿～5.7 亿美元。

所以，综合以上两点可以看出，过度医疗、诱导需求、不良反应事件、医院感染也是医疗机构健康生产的一个结果，可以作为产出指标纳入效率测量中，可以预见的是这些指标的值越低，医疗机构的效率会越高。

另外在国外关于医疗机构的效率研究中，也非常重视相关数据库的建立，这对于效率评价指标的筛选具有重要意义，同时可以帮助医疗机构的管理者做出合理的资源配置的决策。

1.2.2.2 对非期望产出指标的处理

DEA 是通过多种投入和产出数据来测量决策单元的相对相率的，一旦生产前沿面确定，那么决策单元可以通过增加产出或减少投入来改进自身的效率。但在增加产出的过程中，对决策单元来说，有一类产出是不想增加而是尽可能降低的，那就是非期望产出。在医疗机构的生产过程中，其产出除了有健康的生产外，如治愈率、好转或转归人数，还有一些非令人期待的产出，如死亡率、手术并发症、药物不良反应、诱导需求等，前者被称为期望产出，后者被称为非期望产出。当然除了表 1-3 外，也有少数国外学者[31-36]考虑到了负向产出指标对决策单元的影响，两种不同性质的产出同时产生，对医疗机构的效率会产生不同的影响。

当对产出有了以上的区分后，如果忽视其中的某一种时，所得效率值一定会存在偏差，因此在测量医疗机构的效率时要尽可能地考虑到非期望产出对医疗机构效率得分的影响。对于决策单元来说，期望产出越高越好，而非期望产出越低越好，当处理两种不同的产出数据时，必须要对数据进行转换，如取倒数或对数等，但这种方法在文献中批判较多。2002 年，L. M. Seiford 和 J. Zhu 等人对同时含有期望与非期望产出的模型做了修订[37]，为我们准确地测量医疗机构的效率提供了参考。首先，DEA 的生产数据集合可以扩展为：

$$\begin{bmatrix} y \\ -x \end{bmatrix} = \begin{bmatrix} y^g \\ y^b \\ -x \end{bmatrix}$$

式中，y^g 和 y^b 分别代表了期望产出与非期望产出。显然医院会希望通过提高期望产出量、降低非期望产出量来提高医院的绩效。

大连医科大学的研究学者利用 DEA 非期望产出模型对中国各省医疗机构的效率测量，研究中发现在计算医疗机构的效率时，使用期望产出与同时使用期望和非期望产出所测得的医疗机构的效率是不一样的，前者的值偏高，在对各省医疗机构效率排名上使用两种方法测量也得到了两种不同的结果，后者更加客观一些。

医疗机构效率测量中对非期望产出的处理方法。在国内外文献中，有80%以上的内容都不涉及非期望产出，即忽略不计。还有一种比较常用的办法是，基于决策单元对非期望产出的态度：非期望产出越少越好。这与对投入的想法是一样的：以最少的投入获得最大的产出，因此直接将非期望产出视为投入。这样一来，生产可能性集合虽然没有改变，只是投入数量增多了，但却不能真实地反映生产过程。最后一种方法是大家比较公认的：单调递减转换。

1.2.2.3　国内医疗机构效率测量的投入、产出指标的筛选

1989 年魏权龄教授[38]发表的论文《DEA 方法与模型的应用》将 DEA 方法介绍到国内，1992 年上海机械学院系统科学与工程学院的张宁等人[39]首次将 DEA 方法用于测量卫生系统的效率，并利用该方法测得了县医院

和乡镇卫生院最适宜的规模。通过检索文献发现，目前利用 DEA 方法测量医疗机构效率的文章有 249 篇，其中自 2006 年至 2014 年发表在中国知网的文章就有 206 篇（83%），可见自我国医改以来，对改革成效的评价日益关注，迫切需要新的方法应用于现实的医改评价中。国内学者在应用 DEA 研究医疗机构的效率时，在国外研究的基础上，投入、产出指标的选择更丰富，通常是根据中国不同医疗机构的功能、特点进行选择，在投入指标上，除了人力资源指标的选取，还包括了固定资产、专用设备、房屋建筑面积等，在产出指标上还增加了一些经费指标如医疗总收入等。

具体从国内文献来看，大多数文章中选取的指标数量有 8 个左右[40]，投入指标中人力资本指标通常选取医生人数、护士人数、行政人员数，物力资本中通常选取病床数、固定资产值、房屋建筑面积等，资金指标中通常选取总支出等，其中引用频次超过 30 次的有"职工总数""卫生技术人员数""年总支出""固定资产总额""专业设备总额""实际开放总床位数""房屋建筑面积"及"床位使用率"；在产出指标中通常选取一些中间指标来代替，如门急诊人次数、出院人数、手术人次数等，有些作者也会选取死亡率等负向指标来衡量卫生结局（见表 1-4），各类产出的名目共有 28 种之多，其中引用频次超过 30 次的有"年总收入""门急诊人次数""出院人次数""总诊疗人次数""手术人次数""床位使用率"及"健康治愈好转率"，反映质量的指标运用较少。另外发现研究人员在选用评价指标时，具有相同内容的指标，名称却不一样，如"实有床位数"和"病床数"等，建议按照医院统计年报中的口径进行统一。

在现有的文献中，还发现部分文章完全没有考虑 DEA 指标评价的拇指原则，指标的数量过多甚至超过了评价的决策单元数。对指标的选择缺乏科学依据的也占了 59%，仅在文中提到"根据研究需要"或"根据相关文献"主观确定评价指标，当然还有 41% 的文献通过使用相关分析、主成分分析、因子分析等筛选指标，有学者尝试使用不同的投入、产出指标组合研究是否会影响到效率的得分，当然有些学者也会考虑到指标的数量与决策单元数量之间的关系而使用主成分分析法、因子分析法进行降维[41]，少数学者也会考虑到投入与产出指标的相关性问题等，具有一定的科学性，但有些方法还是值得商榷的。

表 1-4 基于 DEA 的国内医疗机构评价指标

投入指标（一级）	具体指标（二级）	引用频次	产出指标（一级）	具体指标（二级）	引用频次
人力资源	职工总数	78	资金产出	年业务收入	12
	卫生技术人员数	109		年总收入	78
	执业医师人数	26		年门急诊收入	16
	注册护士数	11		年医疗收入	7
	医护人员总数	7		年住院收入	4
	医技人数	3	工作量	年出院人次	96
资金投入	年总支出	54		年门急诊人次	105
	年业务支出	13		总诊疗人次	74
	人均卫生费用	6		手术人次	57
	医疗支出	26		医疗标准服务人次	3
	政府财政补助	2		年健康体检人次	15
	医疗人员支出	3	效率	床位使用率	36
	药品支出	1		实际占用总床日数	10
固定资产投入	固定资产总额	78		床位周转次数	17
	专业设备总额	65	质量	治愈好转率	35
	大型仪器设备拥有率	15		病死率	9
	大型贵重仪器设备数	4		危重病人抢救成功	11

续表

投入指标 （一级）	具体指标 （二级）	引用 频次	产出指标 （一级）	具体指标 （二级）	引用 频次
固定 资产投入	基本仪器设备拥有数	2	床位相关	总床位数	23
	万元以上设备总价值	18		实际开放总床位数	89
				实际开放总床日数	23
				编制床位数	11
				期末固定床位数	7
				平均床位数	6
				床位使用率	34

1.2.3 基于 DEA 的医疗机构效率测量常用的模型

1.2.3.1 DEA-CCR/BCC 模型及应用

（1）DEA-CCR 模型

该模型用于测量决策单元的综合技术效率。1978 年，查恩斯（Charnes）、库珀（Cooper）和罗兹（Rhodes）建立了 DEA 方法中的第一个模型 CCR，该模型是以规模收益不变为前提，利用数学规划方程将决策单元的投入和产出变量进行线性加权后，求得投入与产出的比值，从而对决策单元进行效率评价。该模型用于测量决策单元的综合技术效率，它的表达式是：

$$\max \frac{\sum_{r=1}^{s} u_r y_{r0}}{\sum_{i=1}^{m} v_i x_{i0}}$$

$$s.t \frac{\sum_{i=1}^{s} u_r y_{rj}}{\sum_{i=1}^{m} v_i x_{ij}} \leqslant 1, j = 1, \cdots, n$$

$$u_r, v_i \geqslant \varepsilon, r = 1, \cdots, s, i = 1, \cdots, m$$

这里，变量 y_{rj} 和 x_{ij} 分别代表了 j 医院的产出与投入，v_i 和 u_r 分别代表了投入与产出的权重，某决策单元的最大化效率为加权产出与加权投入之比，约束条件是其他所有决策单元的效率值小于或等于 1。

以上是以投入为导向的 DEA 模型，即在产出保持不变的前提下，如何使投入最小化的问题。与之相对的模型是以产出为导向的 DEA 模型，可以想象两者计算出来的效率值是互为倒数的关系（$\theta^*=1/\varphi^*$）。

（2）DEA–BCC 模型

该模型用于测量决策单元的纯技术效率。传统的 DEA 模型是以规模收益不变为前提条件的，与真实的生产情况不相符合，于是库珀等人将上述模型进行拓展以用于规模收益可变（VRS）的环境中。

$$s.t. \sum_{j=1}^{n} \lambda_j x_{ij} + s_i^- = \theta x_{i0}, i = 1, \cdots, m$$

$$\sum_{j=1}^{n} \lambda_j y_{rj} - s_r^+ = y_{r0}, r = 1, \cdots, s$$

$$\sum_{j=1}^{n} \lambda_j = 1$$

$$\lambda_j, s_i^-, s_r^+ \geq 0, j = 1, \cdots, n$$

通过以上两个模型测得的效率类型及相互关系：

技术效率（TE），在保持投入不变的前提下，实际产出与理想产出的差距。它与经济效率不同的是，不涉及投入或产出指标的成本或价格信息。当 TE=1 时，说明决策单元的生产状态处于生产前沿面上，其生产是有效率的；当 TE<1 时，说明决策单元的生产偏离生产前沿面，存在着改进的可能性。

规模效率（SE），根据库珀等人的文献，通过 CCR 模型计算出来的效率是总技术效率，而根据 BCC 模型计算出来的效率是纯技术效率，二者的比值为规模效率，即指决策单元分别在规模不变情况下与规模可变情况下两种技术效率的比值。当 SE=1 时，说明决策单元是规模有效的；当SE<1

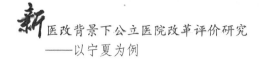

时，说明决策单元的规模是无效的。

（3）DEA-BCC/CCR 模型的应用

DEA-BCC 模型及 DEA-CCR 模型在测量效率时基本同时使用。国外学者利用这两个模型研究了不同所有权性质的医疗机构效率的比较。S. 格罗斯科普夫（Grosskopf）等人[42]通过研究加利福尼亚州的公立医院和私人医院的效率发现，公立医院由于有预算约束而较私人医院更有效率。Y. A. 奥兹坎等人[43]发现在不同所有权类型的医院中，政府医院和非盈利性医院的效率差不多，而赢利性医院效率较低，因其固定资产及供给较少，而劳动及服务较高。美国作为私人医疗保险占主导地位的国家，仅对穷人和老年人提供基本医疗，医疗系统的平均效率是 0.834，最低值是 0.60。而以社会医疗保险或者国家医疗保险为特征的欧洲国家，如英国、芬兰、希腊等平均效率为 0.892，最低值为 0.751。相比之下，美国医疗机构的效率有更大的提升空间。

国内学者的研究可参见医疗机构效率测量方法中数据包络分析。

1.2.3.2 超效率 DEA

（1）超效率 DEA 模型

该模型是 1988 年班克、吉福德（Gifford）等人首次提出来的，主要用于对决策单元效率的进一步区分，即在测量效率时将有效的决策单元从生产前沿面分离出去，然后在CCR 的基础上建立的超效率模型。数学模型：

$$\max \theta_k^{crs-suuper} = \frac{\sum_{\substack{i=1 \\ n \neq k}}^{J} u_j^n y_j^n}{\sum_{\substack{i=1 \\ n \neq k}}^{I} v_i^n x_i^n}$$

$$s.t \frac{\sum_{\substack{i=1 \\ n \neq k}}^{J} u_j^n y_j^n}{\sum_{\substack{i=1 \\ n \neq k}}^{I} v_i^n x_i^n} \leq 1$$

$$u_j^n, y_j^n \geqslant 0, i = 1, \cdots, I, j = 1, \cdots, J, n = 1, \cdots, N$$

这个模型的要点在于将第 k 个决策单元的投入和产出排除出去，然后用其他投入、产出的线性组合来代替它，求出的决策单元效率值大于 1，如 1.16 则说明该决策单元在同比例减少 16% 的产出依然能保持有效率，对于其他的无效率的决策单元，效率得分与使用 CCR 模型计算是一样的。

（2）超效率 DEA 模型的应用

超效率 DEA 主要用于决策单元效率之间的排序。国外学者A. 阿米尔特英里（Amirteimoori）[44]基于该方法研究了天然气公司的效率，并进行了天然气公司效率高低的分类。在国内应用最多的领域是银行、房地产、物流、科技等领域，在卫生领域鲜有运用。如陈敬学[45]等人通过超效率 DEA研究了 2000—2006 年中国银行业的效率，结果表明国有商业银行的效率低于股份制商业银行。赵翔[46]等人利用该方法对银行的分支机构的效率做了排序。李海东等人[47]在测量我国各省（区、市）经济效率时，发现东部最高，其次是西部和中部。

1.2.3.3 DEA–Malmquist 及应用

（1）DEA–Malmquist 模型

该模型是用来分析决策单元的动态效率的。数据包络分析中的 BCC 模型及 CCR 模型均是用来衡量决策单元的静态效率的，适用于截面数据。如果要测量一组决策单元一个时期内的效率变化，反映决策单元的动态变化过程可以用 DEA–Malmquist 指数法。该指数能够测量出全要素生产率（TFP），指当全部生产投入要素不变时，生产量依然增加的部分。研究表明，以增加投入为主的经济增长模式难以维持长远，"经济的增长最终取决于全要素生产率的提高"。全要素生产率经常被视为科技进步的指标，是用来衡量阶段变化的一个指标，它表明阶段的最后时刻与期初时刻两种状态的比值，用公式表示如下：

$$m_0(y_{t+1}, x_{t+1}, y_t, x_t) = \left[\frac{d_0^t(x_{t+1}, y_{t+1})}{d_0^t(x_t, y_t)} \times \frac{d_0^{t+1}(x_{t+1}, y_{t+1})}{d_0^{t+1}(x_t, y_t)} \right]^{\frac{1}{2}} \quad (1)$$

公式（1）代表了决策单元从 t 期到 $t+1$ 期技术效率的变化，通过公式计算所得全要素生产率增长率是两个时期以产出为基础的技术效率的几何平均数，该值可以帮助发现医疗机构效率变化的原因。

根据法尔（Fare）等人的研究，可以将全要素生产率分解为技术进步和技术效率，技术效率进一步分解为纯技术效率和规模效率的变化。

其中，技术进步指数（TC）可能大于、等于或小于 1，表明从 t 期到 $t+1$ 期技术有进步、技术不变或技术低于同行业的平均水平而出现倒退，技术进步通常是由技术创新、组织创新而带来的。

技术效率变化指数（TECH）衡量的是在规模报酬不变的情况下，决策单元从 t 期到 $t+1$ 期到达生产可能性边界的追赶程度，当指数大于、小于或等于 1 的时候，分别代表了技术效率提高（资源配置合理）、降低（存在一定程度的浪费）和没有改变。

纯技术效率变化（PTECH）表示在可变规模报酬下，技术效率提高、降低或没有变化。

规模效率变化（SECH）表示从 t 期到 $t+1$ 期，决策单元距离固定规模报酬的远近。当指数大于 1 时，说明决策单元更加接近固定规模报酬；小于 1 时，表示决策单元远离固定规模报酬。

（2）DEA-Malmquist 的应用及主要发现

由于 Malmquist 指数可以测量决策单元的动态效率，使效率在不同时点上具有了可比性。R. 法尔等人[48]比较了1974—1989 年 19 个国家卫生系统生产率的变化。其中使用了两个模型，一个模型含有中间产出包括住院日、出院患者人次等，结果表明生产率的变化不大，另一个模型含有最终产出（期望寿命和婴儿死亡率等），结果证明生产率有一定的增长。E. 古铁雷斯（Gutierrez）等人[49]使用了 Malmquist 指数测量了 1990—1991 年和 1994—1995 年生产率的变化。其中全要素生产率变化是 1.01，纯技术效率是 0.996，技术变化率是 1.005，规模效率变化是 1.003。最后得出生产率的提高主要是技术和规模效率的变化，而不是科技的进步。

国内学者刘海英等人[10]利用该方法对中国城乡卫生经济系统投入、产出动态效率进行了比较，将生产率指数分解为技术效率与配置效率，又进一步将效率分解为纯效率变化、规模效率和拥挤度的变化，相应的计算工具是 on front2.01 软件。复旦大学的车莲鸿等人[50]对乡镇卫生院进行了基于 DEA 的 Malmquist 生产率指数及分解效应测算，得出了自 2003 年以来我国乡镇卫生院技术效率有所改善。李湘君等人[51]运用此方法测得了 2002—2009 年我国乡镇卫生院整体全要素生产率提高，其中技术进步快于技术效率本身的变化。

1.2.3.4　DEA-Tobit 及主要应用

（1）DEA-Tobit 模型

该模型的适用条件：如果自变量的取值在某个范围之内，如（0，1），或者在对数据整理时进行了截断，而且这种处理是与自变量有关，可以利用该模型。

$$Y_i=\beta_0+\beta^T X_i+u_i \tag{2}$$

式（2）中，Y_i 为效率得分，β^T 是未知参数，X_i 是解释变量，u_i 是随机误差项，取值范围为 $[0-\sigma^0]$，i 的取值范围为 1，2，3…，在确定自变量、因变量后采用极大似然法对模型进行估计。

（2）DEA-Tobit 模型的应用

效率测量的影响因素方面，国际和国内文献更多的是卫生改革（卫生政策)[52]、不同的所有制[53]、管理水平[54]、市场竞争、盈利与非盈利性、医院员工的工资[55]等对医疗机构效率的影响。研究者在寻找影响医疗机构效率的因素时，通常是在计算效率得分后，使用 Tobit 回归分析（效率得分介于 0~1 之间，且服从正态分布)，如 1997 年斯德哈桑（Siddharthan）在研究美国健康维护组织（HMO）的效率时，通过 Tobit 回归分析，得出会员人数较多的健康维护组织较会员较少的健康维护组织具有较高的效率[56]。朱诺伊（Junoy）在分析市场竞争和医院效率的时候也使用了 Tobit 回归分析，发现竞争者个数与医院效率呈正相关[57]等，还有一些学者通过使用

Malmquist 指数分析，将机构生产率的上涨归结为全要素生产率的变化或是技术的进步等，如 E. 泽雷（Zere）等人[58]在 2001 年在测算南非专科医院的效率时，得出生产率较以前衰退 12%，这主要是由技术的衰退引起的。

国内学者郭晓日[59]等人通过使用 DEA-Tobit 回归分析发现，医院的级别、门诊人均费用、出院者的人均医药费用是影响公立医院的主要因素，而医院的医护人员与行政后勤人员的比例则与公立医院的效率无关。李湘君等人[60]通过该方法实证分析了我国乡镇卫生院的效率，得出文盲比、总抚养比、新农合制度等是影响乡镇卫生院效率的因素。

1.2.3.5 DEA 模型的发展趋势

早在 1983 年，T. R. 努纳梅克（Nunamaker）等人首次使用 DEA 方法测量了某医疗机构护士服务的管理绩效，并比较了成本分析法和数据包络分析法在测量效率方面的优劣[61]。之后的人应用 DEA 方法测量医疗机构的效率越来越多。但之后的很多研究都发现单纯 DEA 模型在测量医疗机构效率方面的能力是有限的，主要因为测量出来的效率值小于或等于 1。因此，有很多学者致力于借助其他方法来完善 DEA 方法，以便准确地测量出决策单元的效率边界。这些补充的方法有神经网络模型（ANN）[62,63]，它的优点在于无需对投入和产出指标进行假设，而且在模型的构造中，能够较准确地表达投入、产出的关系，为决策单元构造一个稳定的效率边界。另外一方面，DEA 中的 BCC 模型和 CCR 模型在解决多投入与多产出问题上没有对投入和产出的权重进行赋值。为了能够获得决策单元最大的效率，当某些决策单元的投入与产出指标的权重较大时，一些不利的影响因素经常被忽略。汤普森（Thompson）等人[64-66]引用保证区域模型（AR）来限制投入和产出的上限和下限。还有的学者使用了分类回归树（CART）分析法。

1.2.4 基于 DEA 的方法学上的研究

效率测量方法的灵敏度及稳定性[67]方面，国际文献中，有学者[68]使用不同组合的投入、产出指标来检验 DEA 模型的灵敏度。所得结论是并不是投入、产出指标越多越能准确测量效率，在 DEA 模型的选择方面依然要不断地尝试，因为有研究表明虽然投入、产出指标已满足了数据包络分析的要求，但投入、产出的不同组合方式却能造成不同的效率结果。我们的任务是尽可能有效地区分效率，使各决策单元的效率值处在一个易于比较的位置。

如美国学者布莱斯（Bryce）等人[69]在 2000 年研究美国初级医疗保健机构时，就发现了 DEA 模型中不同的投入、产出组合会测量出不同的机构效率，效率范围介于 0.66~1。

我国学者石义全[41] 等人（2012）在研究中发现在运用 DEA 评价医院效率时，指标的选择也非常重要。投入、产出指标数量和样本数量严重影响到 DEA 分析结果，即投入、产出指标数量过多会影响到 DEA 效率的区分度，另外在可变规模报酬模型中，当样本数量小于指标数量时（一般认为，样本数量应该为指标数量的 3 倍），被评价的决策单元由于没有相似的参比对象而自动判定为有效，结论的可靠性受到影响。成刚等人（2012）探讨了数据包络分析用于卫生体系效率评价的几个方法学问题，包括模型的选择、规模报酬的选择，样本大小与默认有效问题，外部不可控因素的处理，效率值的可比性以及效率和比值数据的处理等，为后来人使用该方法提供了借鉴。刘英[70]等人分别计算了不同组合下效率的结果和意义。

1.2.5　国内与课题相关的研究

1.2.5.1　卫生经济改革（政府投入）与医院效率

卞鹰等人[71]分别以单元成本、平均住院日和数据包络分析得分为因变量，以医院性质、级别、投入因素、政策因素等为自变量，应用多元线性模型和逐步回归模型分析方法，分析了医院内外因素的作用，结果显示医疗保障制度改革的实施易于控制单元成本，提高 DEA 综合效率得分。林皓等人[72]研究了政府投入与我国医院效率的变化，研究发现医疗体制改革以来我国各类性质的医院效率都有下降的趋势，其中县及县以上医院和农村乡镇卫生院的医院效率值的下降与政府投入的减少均有一定的相关性。王晓霞等人[73]研究了我国农村医疗卫生的政府供给效率，结果发现随着我国各级政府对农村医疗卫生投入的增加，农村卫生的整体供给效率也在逐年提高。

1.2.5.2 基层医疗机构经济效率的评价

定量分析我国农村基层医疗卫生机构效率的文章较少，而且主要是简单地用 DEA 模型测量其相对效率[74-76]。如陆璐[77]等人对沈阳市乡镇卫生院进行了效率评价，韩晖 [19]等人对县级妇幼卫生机构运行的相对效率做了评价，董四平[78]等人探讨了县级综合医院具有经济效率的规模及其影响因素。另外一些先进的效率测量方法也有应用在乡镇卫生院的服务效率和技术效率研究中，如生产率指数[50]法、随机关沿分析（SFA）[22]等，两篇文章内容相同，由于所使用的方法不同，所得结果也不相同甚至相反，前者得出了效率大于 1 的结果，后者测得的平均效率仅为 0.477，效率低下。还有学者[79,80]测得乡镇卫生院近年来总体效率水平虽有提高，但有效个数偏低，与这些证据相反的研究也很多，如刘海英等人[11]利用三阶段 DEA 模型比较中国城市地区和农村地区卫生系统绩效的差别，得出在不考虑城市与农村卫生人力资源存在的严重差别之外，运用非扩张径向技术，测得农村地区乡镇卫生院及社区卫生服务中心的效率要高于城市地区医院，主要原因在于城市医院的住院效率非常低。

在对乡镇卫生院效率的研究中，很多学者忽视了乡镇卫生院的双重职能，既要完成辖区内的基本医疗服务，又担负着本地区群众的防保与宣传工作，同时还要对所辖村级卫生室进行管理，仅以诊疗人次与出院人数作为产出[81]有些片面，实际上乡镇卫生院的产出性质比较复杂，既有医疗产出又有公共卫生产出，而且在新医改的背景下公共卫生的职能又比较突出。

另外，有的学者[82]注意到了这个问题，通过采用一些方法如专家咨询法，通过服务当量计算出医疗与公共卫生的标准服务量并进行综合，以综合产出指标代替乡镇卫生院的最终产出。具体地就是以向患者提供的大约

15 分钟长度且患者满意的 1 次门诊作为 1 服务当量，其他项目以此为标准并在充分考虑项目的技术难度、风险因素等进行折算，计算出相对值。熊巨洋等人[183]利用"标准服务当量"测出西部地区的乡镇卫生院较中部和西北部地区都高，为每标准 5.39 元，配置效率 0.39。这种方法通过消除投入和产出的量纲对于测量决策单元的经济效率很有帮助，但如果使用 DEA，又稍显得麻烦一些，因为 DEA 并不要求统一量纲，只是为了效率的区分度对指标的数量有要求，乡镇卫生院在测量运营效率时面临的是产出指标过多的问题，当然在考虑乡镇卫生院的公共卫生产出时可以利用此方法将各种公共卫生服务折合成服务当量，还可以充分考虑乡镇卫生院公共卫生产出的特点而分别核算两段效率，还可以帮助我们发现乡镇卫生院效率低下的环节在哪里，如方鹏骞等人[184]研究了农村预防保健工作的效率。还有学者的研究[185]说明了一些重要的卫生制度的建立，虽然激活了乡镇卫生院的活力，但并没有促使其自身效率发生明显的改变，甚至有下降的趋势，如马桂峰等人[186]研究了新农合实施前后我国乡镇卫生院效率的变化，发现由于规模效率的衰退导致技术效率的衰退，从而使新农合实施后的效率从实施前的 1.566 降低到 1.20。

1.2.5.3　地方政府卫生支出效率研究

地方政府卫生支出的效率研究，可以帮助判断政府的资金投入是否有效地转化为产出，最终带来医疗机构效率的提高。屠彦等人[187]研究发现整体上我国政府卫生投入的效率较高，但从实际投入来看，个别省市较少，个别省市又存在资源的浪费现象。刘自敏等人[188]利用面板数据通过三阶段 DEA 模型，剔除了经济、地理、社会等环境变量后，测量了我国各省份的政府卫生投入的效率，得出我国东、中、西各省份的效率均存在显著的差异。刘丽等人[189]通过 Malmquist 分析，我国地方政府的卫生支出效率持续下降，呈现负增长。在地方政府卫生支出效率的指标选取上，投入指标多选取的是中央政府财政卫生支出和地方卫生政府财政支出，产出指标多以卫生机构数、卫生人力数、卫生床位数为主。

1.2.6 卫生人力资源在健康生产中的作用

在任何生产函数中，人力资源都是重要的生产要素投入，健康服务的生产也不例外。据古普塔（Gupta）等人认为，卫生系统发挥功能以及它的发展取决于卫生人力资源在提供医疗服务的过程中所付出的时间、经历以及专业组合。

2006 年，《世界卫生报告》将卫生人力资源定义为"所有初衷为促进健康而从事工作的人们"。从这个定义中可以看出卫生人力资源包括了所有卫生服务的提供者（医生、护士、助产士以及实验技术人员），也包括了健康管理和支持的工作者（如医院的会计、行政人员和司机等）。

最近十几年来，卫生人力资源的短缺问题日益得到广泛关注。据估计，世界范围内卫生人力资源的缺口大概是 43 万，包括了医生、护士、助产士及卫生系统管理者等，这一问题被认为是"全球健康危机"，因为这不仅影响了发展中国家而且影响了发达国家，迫使国家制定各种培训、保持、留住卫生人力的政策。

考虑到有质量的卫生服务的提供取决于一定数量卫生人力资源的数量、分布、培训等，前述所提到的卫生人力资源的短缺问题不仅成为了卫生政策议题当中重要的一部分，也是卫生研究中重要的课题，特别是其中所蕴含的公平性问题更不容忽视。

正如史派路克（Speybroeck）提到，不同国家的卫生人力资源的分布，在考虑到公平问题时，是一个重要的影响因素，并且尽管短缺问题几乎所有国家都存在，但它对世界最贫困的国家的影响是更大的。比如，非洲撒哈拉地区仅拥有了所有卫生人力资源中的 4%，却要承担全球疾病负担的 25%，而美国拥有世界卫生人力资源的 37%，仅承担全球疾病负担的 10%。

尽管卫生人力资源的短缺严重威胁到世界最穷的国家，世界大部分国家也受到这一问题的影响。一定适宜数量的卫生人力资源是解决这一问题的重要因素，当然不是唯一。现有资源的生产能力，适宜的专业组合（不同职业的分配），根据人群需要的卫生人力资源的地理分布，以及提供卫生服务的质量是需要考虑的解决这一短缺问题的其他影响因素，这些经常会被政策制定者忽略。迪索（Dussault）等人认为，在大多数国家正是由于缺少明晰的卫生人力资源政策才造成卫生人力资源威胁到国家卫生系统能否实现其目标。

在世界的一些欠发达国家（输出国），移民是一个最容易识别的造成这些国家卫生人力资源短缺的因素。与此同时，对于输入国，移民是一个解决卫生人力资源短缺的办法。收入的不同、工作条件的差别是刺激移民的主要因素。所以，卫生人力资源政策中的关键是必须综合运用财政的以及非财政的手段去留住卫生人力资源，特别是在贫困国家。

古普塔等人在一项包括6个国家在内的横断面比较研究中，特别强调了"双雇佣"（当雇员在不同的地方有不止一个职位）可以作为对于薪水不满的一个信号。由于卫生人力资源收入输出国与输入国之间存在差异，胡哲（Vujicic）等人建议那些国家使用非财政的手段可能对于留住本国的卫生人力资源更有作用。

另外一个问题是卫生人力资源专业组合（比如医护比、专家医生比、卫生管理人员与医生比）的不平衡问题，这能在比较不同国家医疗团队的组成存在很大差异时感知到。由于官方数据中专家的数量不总是很确定，所以在所有的国家中有一个通用的指标可以来比较，那就是医护比。2006年《世界卫生报告》中，有数据显示世界卫生组织非洲地区国家医护比是5∶1，世界卫生组织西太平洋地区医护比是1.5∶1。

卫生工作者的替代（如用中级人员取代高级人员），在很多文献中已经被提到是用来解决贫困国家以较低成本解决卫生专业人员短缺的一个选择。但是考虑到卫生系统中卫生人力资源的专业组合，特别是不同人员的替代度，这一办法又显得有点局限，仅停留在描述性阶段。

无论如何，适宜的卫生人力资源的数量和工资是卫生人力资源研究中主要的瓶颈问题，所以要制定出更适宜的卫生人力资源政策。因而，WHO为了提高这些数据的准确性，开发了一些项目（如世界卫生组织卫生人力资源千年数据库等）。

尽管我们很清楚卫生人力资源在医疗机构效率的改进中起着基础性的作用，他们的行为将直接作用于人群的健康，但依然有一个困惑，即医疗机构效率的高低有多少归因于卫生人力资源的密度。

1.3 总结

第一，理论研究中的效率和实证分析中的效率概念还是有区别的，理论更强调个体的因素，认为"压力、理性选择、努力程度"等一些东西是会促使人的能动性，从而提高企业的效率，而实证分析中的效率更关注的是企业的投入是否转化为有效的产出，对管理的、人为的因素基本忽略。而现实中医疗机构不是存在于真空，由于交易成本的存在、管理制度等（如工资绩效制度）的不健全造成医疗机构效率低下的情况也是很严重的，所以在测量医疗机构的效率得分后要综合考量影响技术效率的因素。

第二，国外学者对医疗机构效率的评价经常是建立在一定的假设前提下，如医疗机构向患者提供的服务是必需和必要的，否则即被视为浪费。这种假设是合理的，只是在我国，医疗机构为了盈利等而出现的诱导需求比比皆是，在排除诱导需求后测算其效率相当复杂，亦可以将诱导需求视为医疗机构的一个负向产出，只是如何去定量地衡量诱导需求依然是亟待解决的问题。

第三，运用DEA评价医疗机构的效率时，投入、产出的指标选取很重要，对于不同类型的医疗机构，投入指标比较好确定，通常以人力、财力、物力等具体指标加以衡量，卫生技术人员数及病床数等是公认的投入指标，而产出指标就比较复杂，有研究表明医疗机构产出指标的确定会影响到效率的得分。国内及国外学者都发现不同的产出指标组合模型所获得的效率得分是不一样的，但目前产出指标的选择都比较随机和主观，很少兼顾医疗机构健康生产的特点以及机构本身的功能，如县级医院和乡镇卫生院就应使用不同的产出评价指标，所以评价指标的选择非常重要。

　　第四，医疗机构的生产，既有健康的生产，也会伴随着一些负向的结果产生，这些负向的结果会降低医疗机构的效率，所以对医疗机构来说，在投入一定的情况下，并不是产出越多越好，对于负向产出或非期望产出来说则是越少越好。在卫生领域，国际、国内文献关注非期望产出的效率测量较少，在环境保护领域较多，有些方法可以应用到医疗卫生领域。

　　第五，评价指标的确定在结合医疗机构本身的特点之外，能运用科学的方法来说明投入和产出之间的相关性的文献较少，即便有也缺乏科学的证据。除了相关分析外，主成分分析、因子分析等鲜有应用，即便应用也存在问题，即以主成分来代替原来的投入或产出变量不利于政策调整，因为利用DEA计算医疗机构的效率目的在于调整原来的资源配置，所以利用主成分或因子虽能计算出效率的得分，但需注意的是应该依据研究目的。若仅是测量效率可以使用主成分分析，但如需对原来的投入和产出提出改进建议，需要使用改进的主成分分析，因为要准确定位效率低下环节，必须从原始数据入手。

　　第六，在对乡镇卫生院效率的研究中，很多学者忽视了乡镇卫生院的双重职能，仅以诊疗人次与出院人数作为产出[81]有些片面，实际上乡镇卫生院的产出性质比较复杂，既有医疗产出又有公共卫生产出，而且在新医改的背景下公共卫生的职能又比较突出。

第二章 研究方法

2.1 研究对象与资料来源

2.1.1 研究对象

（1）县级：本研究以宁夏区内 14 所县级综合医院作为研究对象，主要以县级人民医院为主。由于测量范围从 2000 年到 2012 年，时间跨度较大，其间又有行政区划变更等事件的发生，为保证数据的完整性和连贯性，特以 2012 年统计资料中显示的现有的县级医院的名称和统计指标为基础，对较早的数据做合并或删除处理，以保持前后一致。如 2003 年陶乐县撤销，所以将之前陶乐县人民医院的数据删除；2009 年后增加了红寺堡区，之前没有数据所以做删除处理；2004 年宁夏中卫县撤县改市，所以之前数据做删除处理，不纳入研究。

另外根据宁夏的地理特点和经济水平，将宁夏划分为川区和南部山区，川区的经济条件及地理环境均好于南部山区，因此进一步将这些医院按照所处地理位置进行划分，按照每个县（市、区）对应一所人民医院的原则，川区县级医院包括了惠农区人民医院等 7 所，南部山区县级医院包括了西吉县人民医院等 7 所。

表 2-1 宁夏县级综合医院地理分布

	序号	名 称		序号	名 称
川区	1	惠农区人民医院	南部山区	8	同心县人民医院
	2	平罗县人民医院		9	盐池县人民医院
	3	贺兰县人民医院		10	西吉县人民医院
	4	永宁县人民医院		11	海原县人民医院
	5	中宁县人民医院		12	彭阳县人民医院
	6	灵武市人民医院		13	隆德县人民医院
	7	青铜峡市人民医院		14	泾源县人民医院

（2）乡级：宁夏区内共有乡镇卫生院239所，数据完整、符合测量要求的有188所乡镇卫生院。因统计需要，本研究以2007年宁夏境内所有乡镇卫生院作为分层抽样基础，样本乡镇卫生院抽取的原则：一是能够覆盖宁夏各市县（区），二是能够代表宁夏各市县（区）乡镇卫生院的一般水平，三是数据完整。依据乡镇卫生院的规模做进一步的划分，决定在各市县（区）各抽取一所普通和中心乡镇卫生院，共计37个乡镇（红寺堡区没有中心卫生院，故为单数）。

表 2-2 宁夏乡镇卫生院地理分布

市县（区）	乡镇卫生院	中心卫生院	总计	市县（区）	乡镇卫生院	中心卫生院	总计
海原县	17	2	19	盐池县	3	5	8
中宁县	8	3	11	吴忠利通区	6	4	10
中卫市	6	3	9	红寺堡区	3	0	3
彭阳县	13	1	14	平罗县	7	6	13
泾源县	5	2	7	惠农区	4	3	7
隆德县	11	2	13	灵武市	6	1	7

续表

市县（区）	乡镇卫生院	中心卫生院	总计	市县（区）	乡镇卫生院	中心卫生院	总计
西吉县	16	3	19	贺兰县	2	3	5
固原市	7	3	10	永宁县	4	2	6
青铜峡市	4	4	8	银川市	7	1	8
同心县	6	5	11				

2.1.2　调查工具与内容

（1）宁夏基本情况调查表。内容涉及经济、人口、地理及卫生4个方面。

（2）宁夏县乡两级卫生机构调查表。涉及内容为效率所需的各投入、产出指标，包括卫生人力指标（在岗职工人数）、床位指标（实际开放床位数、病床周转率）、物力指标（固定资产、房屋建筑面积）、资金指标（总投入、总支出）、服务量指标（门急诊人次与出院人次）、公共卫生服务指标（服务人口数、计划免疫人数、0~6岁儿童体检人数、65岁以上老年人管理人数、慢性病建档数、重性精神疾病管理人数等）、非期望产出指标（如出院死亡人数、药品不良反应）等。

（3）访谈提纲。访谈对象为县乡两级负责人及医院部分员工，访谈内容为"新医改背景下医院发生了哪些变化？效率提高了吗？""你认为影响效率的主要因素有哪些？"等开放性问题。

以上所有数据录入 Excel 表格，在进行逻辑校对后，对指标进行预处理，包括利用单调递减函数对非期望产出指标的处理，以及所有指标的标准化处理，利用 SPSS18.0、MAXDEA、STATA12.0 等软件进行描述性分析、相关分析、主成分分析以及效率的计算和 Tobit 回归分析等。

2.1.3　资料来源

以上调查内容与信息主要来自于以下几个渠道：

（1）宁夏基本情况信息来自于《宁夏统计年鉴》。

（2）县级：2000—2006 年《宁夏卫生统计资料》（纸质）及 2007—2012 年宁夏卫生统计年鉴。乡级：2007—2012 年宁夏卫生统计年鉴信息（2000—2006 年缺失）。

（3）信息缺失部分，通过赴现场调查或电话询问。统计资料和卫生系统直报提取出来的数据可能在不同的年份有缺失，进一步通过赴现场或电话询问的方式补齐数据。

（4）部分定性内容通过访谈获得。针对县级医疗机构设计的定性访谈提纲，通过现场访谈行政负责人或财务人员获得。

2.2 概念

决策单元，指被评价的具有相同性质的单位或部门。该单位的投入和产出的数据是构造生产可能性集的基本数据。

生产前沿面，指所有 DEA 有效的决策单元的点构成的包络面，DEA 效率的测量就是先找出生产前沿面，然后观测决策单元处于生产前沿面的情况。

运行效率，主要指决策单元（被测医疗机构）的综合技术效率可以分解为纯技术效率和规模效率。

尼科尔森（Nicholson，1985）对规模收益做了如下界定：如果适当比例的投入的增长导致产出也按相同比例的增长，这个生产函数即被认为是规模收益不变（CRS）。如果产出的增长小于投入的增长，这个生产函数被认为是规模收益递减（DRS），如果产出增加的比例超过投入增加的比例，这时该组织处于规模报酬递增阶段（IRS）。

投影，即决策单元在生产前沿面上的投影，即非技术有效决策单元与生产前沿面的距离，可以提示非技术有效决策单元在投入与产出方面的松弛与增加程度，同时还可以帮助判断规模收益状态。

2.3 指标筛选方法

宁夏县乡两级医疗机构的备选指标的初筛是建立在两级医疗机构效率测量框架的基础之上的。

2.3.1 效率测量框架

按照医疗机构的生产特点，效率的测量可以分为黑箱模型和链式模型[8]。

本研究中对县级医疗机构效率的测量框架为黑箱模型，乡镇卫生院效率的测量采用链式模型，并在该框架的基础上建立备选指标库。

2.3.1.1 黑箱模型

所谓黑箱模型指的是仅考虑医疗机构生产的开始点和结束点（见图2-1），中间的生产过程（门诊、住院、后勤、行政等）忽略不计，以开始点的所有人力、物力、财力投入综合作为各项投入，以最终提供的医疗服务、门急诊人次、出院人次等作为各项产出计算医疗机构的整体效率。优点是指标选取简单，无需对医疗机构的生产做出划分，容易测得医疗机构的整体效率。缺点在测得整体效率后，无法了解决策单元内部效率的情况，不能为决策单元效率的改进提出意见。

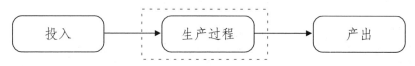

图2-1　效率测量黑箱模型

2.3.1.2 链式模型

基于生产的全过程，将黑箱打开，充分考虑到决策单元内的组织结构以及各部门对决策单元整体所做出的贡献，将生产过程视为一个生产链，以上一个生产环节的产出视为下一个生产过程的投入，以此类推，决策单元的整体效率就等于生产过程中各个链条的效率的乘积。这种开放式的效率计算方法，能够测量出生产各环节的效率，在分析整体效率存在的问题时，可以帮助从更微小的单元寻找，提出更有针对性的建议。缺点是，这种开放式的效率测量方法容易受到外部环境的影响，越靠近链条的尾端，受到的外部影响越大，最后仅是基于投入和产出算出来的效率得分可能会存在一些问题。图 2-2 是链式模型。

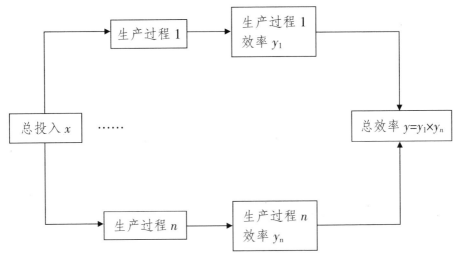

图 2-2　效率测量链式模型

　　本研究中，根据收集到的宁夏县级综合医院及乡镇卫生院的投入、产出数据来看，拟通过对于县级医疗机构的效率测量选取黑箱模型，对于乡镇卫生院效率的测量选取链式模型，将乡镇卫生院的产出分解为医疗服务产出和公共卫生产出，只是在乡镇卫生院的统计年报中，并没有将公共卫生的投入和产出清楚地分离出来，如在投入方面究竟是全体在岗职工都在从事两者工作还是仅有一部分人，包括床位和设备等，即公共卫生的投入不清楚，通过访谈发现，并不能很好地区分。因此，只能用总体投入分别去测算公共卫生和基本医疗方面的效率，这样的分解可以帮助我们发现乡镇卫生院在两种不同性质的产出方面所具有的效率，方便决策者随时合理地进行资源配置。当然，乡镇卫生院的这种链式模型依然不够全面，无法观测到亚决策单元如门诊或住院的效率等。其实，关于效率的信息我们应该尽可能多角度地去展现。根据乡镇卫生院提供卫生服务的特点，在进行效率测量时，建立封闭的平行链式模型（见图2-3）。即分别核算乡镇卫生院在医疗工作和公共卫生工作方面的效率，二者效率的乘积即为乡镇卫生院的整体效率。

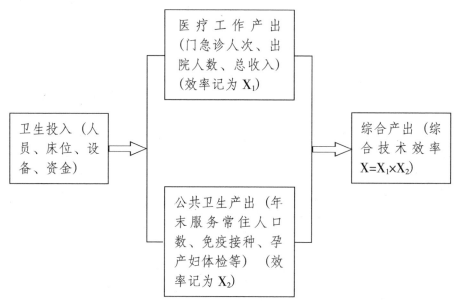

图 2-3　宁夏乡镇卫生院效率测量模型

2.3.2　数据包络分析指标筛选原则

数据包络分析对指标的要求较高，通常利用相关分析、主成分分析筛选出来的指标要符合以下原则：

（1）可获得性。利用DEA方法对决策单元进行效率计算时，要求各个决策单元的投入、产出数据不能缺失或为负值，原因在于有些效率计算软件（如DEAP2.1）要求数据不能缺失甚至为零。

（2）重要性。在选取决策单元的投入、产出指标时，要选择那些能够突出反映医疗机构生产实际的具有代表性的指标，如卫生人力数、床位数等，这些重要指标的忽略会影响到医疗机构效率的得分。

（3）相关性。决策单元的投入与产出指标要具有一定的相关性，即用一定量的投入能生产出相应的产出。

（4）可比性。即效率的比较是基于具有同类性质的决策单元的基础上，各种评价指标的选取在不同的决策单元之间都具有可比性，如果某个指标在决策单元 A 或 B 之间的差距很大，此时不宜选择该指标，但一般情况下，我们测量的是具有同质的决策单元，因此各指标在不同决策单元之间都具有可比性。

（5）大拇指原则。根据 A. 查恩斯等人[90]的研究经验，利用 DEA 测量决策单元的效率时，评价指标的数量过多会影响到效率结果的区分度。投入和产出指标数量的总和不能超过决策单元数的 1/2，即决策单元的数量至少是投入、产出指标总和的 2 倍以上。在实际测量中，决策单元的数量往往是固定的，这就需要减少投入、产出指标的数量。

2.3.3 县级综合医院效率测量指标筛选

2.3.3.1 县级综合医院备选指标及涵义

为了能够充分地反映宁夏县级综合医院的生产全貌，本研究尽可能地收集了各种投入、产出指标的数据，投入指标主要涉及卫生人力、卫生物力、卫生财力等。这些备选指标及指标的涵义见表 2-3。

表 2-3 宁夏县级综合医院备选指标及涵义

指标分类	指标特点	指标名称	指标涵义
投入指标	人力方面	在职职工数	年底医疗机构在职职工数，包括卫生技术人员、护士、管理人员、临时工等
	财力方面	总支出	以货币价值衡量的医疗机构在提供医疗服务过程中所发生的各种支出，包括人员费用、投入的各医疗设备的成本、各项行政支出等
	物力方面	实际开放床位数	小于或等于编制床位数
		固定资产值	含房屋、通用设备、专业设备等价值
		房屋建筑面积	医疗用房、行政用房、后勤用房等

续表

指标分类	指标特点	指标名称	指标涵义
产出指标	财力方面	总收入	以货币形式反映的一年内医院所有的收益,包括医疗业务收入、药品收入等各项收益
	服务结果	门急诊人次	一年内门诊+急诊患者人次
		出院人次	一年内出院、转归、好转、治愈等患者人次
		死亡人次	一年内门急诊+出院死亡人数(以非期望产出的形式存在)
		药物不良反应	一年内患者报告的使用药品过程中发生的不良反应事件(以非期望产出的形式存在)
		医疗纠纷	一年内医疗机构内部发生的医疗纠纷事件数量(以非期望产出的形式存在)
	效率	病床使用率	即病床利用率,等于一年内实际占用总床日数/实际开放床日数

　　根据国内、国外文献,本研究共收集了以上 12 个指标(见表 2-3),其实可以收集更多,只是本研究时间跨度较大,中间历经数次医疗卫生体制改革。不同年份的统计口径不断地在发生变化,如健康体检目前是各县级医院的一个主要工作,也是医院的一个重要收入来源,但在 2000—2006 年没有统计过,仅在 2007 年以后开始统计。另外在选择指标时,充分考虑到各指标所代表的涵义,如之所以选择在职职工数,是考虑到医疗机构的效率虽然主要是医生、护士在提供医疗服务,但不能忽略医疗技术科室等各部门的协同作用,另外根据指标选择要具有代表性这一原则,选择固定资产值而非专业设备值等。另外医疗机构作为多产出的一个决策单元,产出的性质各有不同,一些非期望产出渐渐得到研究者的关注,虽然在 2

007 年以前，对这样一些指标没有统计，但之后在各年度卫生统计年报中都开始对"门急诊死亡人数""出院死亡人数"等作出统计，同时医疗部门的药剂科与医政科对药物不良反应（合格正常药品在正常用量下所出现的与用药目的不相关的一些意外反应）进行监测，虽然这些事件较少，但也是医疗机构在正常运营过程中出现的一个结果，包括医疗纠纷等事件也是一样的，所以试想在排除这些负向指标后所计算出来的效率和真实效率会存在一定偏差。所以本研究会对普通产出的医疗机构效率与包含非期望产出的医疗机构效率做一比较。

2.3.3.2 对县级综合医院非期望产出指标的处理

由于在传统的 DEA–CCR 模型中，没有考虑到非期望产出。根据这种对产出的二分类，Seiford 等人对传统的 DEA 模型进行了修订。即通过使用单调递减函数对原生产集合中的投入、产出数据进行转换，并将转化后的数据视为期望产出，具体就是将非期望产出的数据乘以（–1），再加上一个足够大的数（M），使转化后的值大于零，再以此作为产出数据进行计算。这样一来，经过转换，原生产集合演变为：

$$\begin{bmatrix} y \\ -x \end{bmatrix} = \begin{bmatrix} y^g \\ y^{-b} \\ -x \end{bmatrix}$$

式中，第 j 组的非期望产出就转变为 $y_j^{-b} = -y_j^b + M > 0$。

本研究将采用上述方法对非期望产出进行数据变化，由于 2000—2006 年宁夏县乡两级医疗机构没有统计年内机构门急诊死亡人数、出院死亡人数、药物不良反应等，因此先对整体数据做投入—期望产出分析，之后将 2007—2012 的数据进行重新测量，比较投入—期望产出及投入—非期望产出的效率得分。

2.3.3.3 县级综合医院备选指标的相关性分析

在利用数据包络分析测量医疗机构的效率时，要求投入与产出之间要具有因果性，即产出是由投入生产出来的（相关性），且各投入变量之间要具有独立性（非相关性），接下来利用各年度各决策单元各指标的均数做相关性分析。

相关分析是用来研究两个变量之间的相互关系。相关系数 r 的取值范围说明了两个研究变量之间的关系。从表 2-4 可以看出，投入、产出指标内，总支出、实际开放床位数、在职职工数及固定资产总值呈显著正相关关系，这与要求医疗机构在各项投入之间保持一定的比例有关系，而房屋建筑面积仅与实际开放床位数保持着微弱的相关关系。从投入与产出（正向）的相关性来看，门急诊人次与出院人次均与总支出、在职职工数、实际开放床位数、固定资产总值保持着显著的正相关性，病床使用率与在职职工数、实际开放床位数、房屋建筑面积保持着微弱的相关关系，因此投入指标中除去房屋建筑面积，产出指标中除去病床使用率。另外在剩余的 3 个产出指标内部，门急诊人次和出院人次与总收入都存在着中度到显著的相关性。这样通过相关分析，备选投入产出（正向）指标剩余 7 个，由于决策单元整体共有 14 个，基于大拇指原则，指标的数量正好。但是由于还要计算包含非期望产出的决策单元的效率，而包含非期望产出的模型所包含的指标超过 7 个，所以还要利用主成分分析法对原始数据进行降维。

从相关性来看，出院死亡人数、门急诊死亡人数与药品不良反应和投入之间存在着微弱的相关关系，原因在于这是伴随着医疗服务生产而出现的负面效应，属于非正常产出。在计算完投入—产出（正向）效率后，将门急诊死亡人数和出院死亡人数合并成一个（负向）指标加进效率的计算中，并对两种效率进行比较。

表2-4 宁夏县级医疗机构各选投入、产出指标相关性分析

	总支出	在职职工数	实际开放床位数	固定资产总值	房屋建筑面积	总收入	门急诊人次	出院人数	门急诊死亡人数	出院死亡人数	病床使用率	药品不良反应
总支出	1											
在职职工数	.438**	1										
实际开放床位数	.689**	.714**	1									
固定资产总值	.891**	.390**	.627**	1								
房屋建筑面积	.044	.103	.073	.043	1							
总收入	.989**	.427**	.680**	.885**	.041	1						
门急诊人次	.598**	.524**	.571**	.559**	.119	.608**	1					
出院人数	.831**	.601**	.881**	.765**	.075	.829**	.653**	1				
门急诊死亡人数（经调整）	.164	.097	.025	.156	-.047	.157	.340**	.168	1			
出院死亡人数（经调整）	-.106	.073	-.024	-.105	-.036	-.121	.097	-.026	.412**	1		
病床使用率（经调整）	.016	-.052	-.043	.025	-.015	.012	.090	-.023	-.012	-.063	1	
药品不良反应（经调整）	-.226*	-.284**	-.459**	-.091	-.396**	-.233*	.023	-.442**	.470**	.329**	.009	1

**. 在 .01 水平（双侧）上显著相关。*. 在 0.05 水平（双侧）上显著相关。

根据上述投入和产出相关性的分析，进一步可以根据产出的性质进行投入—产出的不同组合，共得出 6 种组合类型（见表 2-5）。组合 1、2、3、4 的指标数小于等于 7，符合数据包络分析的要求。组合 5、6 的指标数量均大于 7，需要进一步用主成分分析进行降维。从模型的有效性和区分度来看，组合 3 和 6 能够比较全面地反映医疗机构的生产过程。从区分度来说，有文献表明指标数量越少，区分度越高，通过减少产出的数量进行测试发现模型 1~3 测得的整体效率值变化范围介于 0~0.15，区分度变化不大，所以从稳定性角度选择模型 3。模型 4~6 是包含非期望产出的投入、产出过程，其中模型 6 更能反映生产过程，而模型 4 的指标较少，经检验 [91]，所测得的效率变化介于 0~0.15，所以从稳定性、有效性以及测量生产率的角度来看，模型 6 更合适，只是指标数量较多，需要进一步降维。

表 2-5　不同投入和产出指标的组合评价

组合（模型）	投入指标	产出指标
1. 投入—收入	总支出、在职职工数、实际开放床位数、固定资产总值	总收入
2. 总投入—卫生服务	总支出、在职职工数、实际开放床位数、固定资产总值	门急诊人次、出院人次
3. 总投入—总产出	总支出、在职职工数、实际开放床位数、固定资产总值	总收入、门急诊人次、出院人次
4. 投入—收入（包含非期望产出）	总支出、在职职工数、实际开放床位数、固定资产总值	总收入、门急诊死亡人数
5. 总投入—卫生服务（包含非期望产出）	总支出、在职职工数、实际开放床位数、固定资产总值	门急诊人次、出院人次、门急诊死亡人数、出院死亡人数、药物不良反应
6. 总投入—总产出（包含非期望产出）	总支出、在职职工数、实际开放床位数、固定资产总值	总收入、门急诊人次、出院人次、门急诊死亡人数、出院死亡人数等

2.3.3.4 主成分分析

主成分分析即以较少的主成分来代替原来较多的原始变量，这些较少的主成分能反映原来较多的原始变量的信息，且各主成分之间是独立的，相互之间不具有相关性，这种指标处理方法被称为主成分分析。

投入—产出组合6由于其含有非期望产出，虽然稳定性较好，但指标数量过多，故利用主成分分析提取3个主成分，满足效率测量的指标要求。

这样一来，宁夏县级综合医院效率测量指标筛选结果见表2-6。

表2-6 宁夏县级综合医院效率测量指标筛选结果

组 合	投入指标	产出指标
总投入—总产出（期望产出）	总支出、在职职工数、实际开放床位数、固定资产总值	总收入、门急诊人次、出院人次、门急诊死亡人数
总投入—总产出（包含非期望产出）	总支出、在职职工数、实际开放床位数、固定资产总值	总收入、门急诊人次、出院人次、门急诊死亡人数、出院死亡人数等

2.3.4 乡镇卫生院效率测量指标筛选方法

乡镇卫生院具有医疗和公共卫生的双重职能。在选择指标时应该充分反应乡镇卫生院的特点。由于2007—2012年官方的统计口径前后不一致，2011年以前没有对公共卫生的支出做单独的核算，而是将公共卫生支出列入医疗支出中，使得核算乡镇卫生院在公共卫生方面工作的效率变得不那么容易，只能利用统一的人员、设备、资金去分别核算这两方面工作的效率。因此，投入的指标是固定的，投入备选指标有（见表2-7）：在职职工数、实际开放床位数、固定资产值、总支出、房屋建筑面积。至于产出的指标则要根据效率测量模型进行细分，分为医疗产出指标（门急诊人次、出院人次、病床使用率、总收入）和公共卫生产出指标（年末服务常住人口数、年末居民健康档案累计建档人数、年内接受健康教育人次、0~6岁儿童国家免疫规划接种人、年末孕产妇健康检查人次、年末65岁以上老年人保健老人服务人数、年末高血压规范管理人数、年末糖尿病规范管理

表 2-7　乡镇卫生院效率测量备选指标一览

指标分类	指标特点	指标名称
投入	人力	在职职工数
	物力	实际开放床位数
		固定资产总值
		房屋建筑面积
	财力	总支出
医疗产出	服务量	门急诊人次
		出院人次
	效率	病床使用率
	财力	总收入
公共卫生产出	服务量	年末服务常住人口数
		年末居民健康档案累计建档人数
		年内接受健康教育人次
		0～6 岁儿童国家免疫规划接种人数
		年末孕产妇健康检查人次
		年末 65 岁以上老年人保健老人服务人数
		年末高血压规范管理人数
		年末糖尿病规范管理人数
		重性精神病管理人数

人数以及重性精神病管理人数)。0～6 岁儿童健康管理数、年内传染病和突发公共卫生事件报告例数及年内卫生监督协管信息报告例数直到 2012 年才开始统计，所以不纳入本次研究中，另外 2007—2008 年 0～6 岁儿童国家免疫规划人次、孕产妇检查人次、65 岁以上老年人防保人次缺失，因此也暂不纳入研究。

2.3.4.1　总投入与医疗产出之间的相关性分析

从表 2-8 可以看出，在备选投入与产出指标之间，备选投入指标固定资产与产出之间的平均相关性为 0.11，P>0.05，可认为二者之间不存在相关性；房屋建筑面积与各产出之间的平均相关性绝对值为 0.16，P=0.000<0.05，虽存在相关性，相关程度非常微弱；万元以上设备总价值与各产出之间的平均相关性绝对值为 0.419，P=0.000<0.05，说明二者之间存在低度相关关系。因此，备选投入指标中删除固定资产值、房屋建筑面积，保留的指标有总支出、在岗职工人数、实有床位数以及万元以上设备总价值，医疗产出指标有总诊疗人次、出院人数以及总收入。因指标万元以上设备总价值与产出之间存在微弱相关性，进一步测量包含与不包含该指标决策单元的效率，发现测得的两组综合技术效率得分没有差异，只是含有该指标的决策单元的数据包络分析有效率较高，区分度较低，因此投入中删除该指标。最后确定纳入数据包络分析中的投入、产出数据共有 6 个（注：所有投入、产出指标都是基于宁夏所有乡镇卫生院的数据做出的）。

2.3.4.2　总投入与公共卫生产出之间的相关性分析

从表 2-9 可以看出各项投入与公共卫生产出之间的相关性都较低，可能的原因是缺乏公共卫生支出指标，加之公共卫生工作属于"政府购买"，并没有直接的收入，主要体现为上级财政补助，而且公共卫生的工作更体现出供方的主动性，在医疗服务的基础上所需要的资源较少，更多地依赖卫生人力资源和实际开放床位数，在相关分析中也可以看出各产出指标与这两项投入的相关性相对较高，最后总支出（包含公共卫生支出）也呈现一定的低相关性。因此，投入指标依然选取在岗职工人数、实际开放床位数及总支出。至于产出指标因涉及公共卫生的各个方面，虽然糖尿病的管理、健康检查人次与投入之间的关系不大，但与现实还是有一定的差距。因此，为了完整地反映产出的所有信息，用主成分分析法对产出指标进行降维，提炼出主成分，用标准化后的主成分代替公共卫生的产出指标。

表2-8 宁夏乡镇卫生院各项投入与医疗产出相关性分析

		在岗职工人数	实有床位（张）	房屋建筑面积（平方米）	万元以上设备总价值（万元）	固定资产	总支出	总收入	总诊疗人次	出院人数
在岗职工人数	Pearson	1								
	显著性（双侧）									
实有床位（张）	Pearson	.662**	1							
	显著性（双侧）	.000								
房屋建筑面积（平方米）	Pearson	.228**	.204**	1						
	显著性（双侧）	.000	.000							
万元以上设备总价值（万元）	Pearson	.358**	.519**	.148**	1					
	显著性（双侧）	.000	.000	.000						
固定资产	Pearson	.013	.036	.012	.005	1				
	显著性（双侧）	.670	.238	.694	.870					
总支出	Pearson	.770**	.699**	.226**	.546**	.010	1			
	显著性（双侧）	.000	.000	.000	.000	.727				
总收入	Pearson	.768**	.712**	.226**	.562**	.013	.993**	1		
	显著性（双侧）	.000	.000	.000	.000	.688	.000			
总诊疗人次	Pearson	.588**	.390**	.130**	.216**	.017	.632**	.635**	1	
	显著性（双侧）	.000	.000	.000	.000	.574	.000	.000		
出院人数	Pearson	.442**	.713**	.128**	.479**	.003	.566**	.573**	.268**	1
	显著性（双侧）	.000	.000	.000	.000	.917	.000	.000	.000	

**. 在 .01 水平（双侧）上显著相关。

表 2-9 宁夏乡镇卫生院各投入指标与公共卫生生产出指标相关性分析

		在岗职工人数	实有床位（张）	房屋建筑面积（平方米）	万元以上设备（万元）	固定资产	总支出	年末服务（常住）人口数	健康档案	居民健康教育	高血压	糖尿病	重性精神病
在岗职工人数	Pearson	1											
	显著性（双侧）												
实有床位（张）	Pearson	.662**	1										
	显著性（双侧）	.000											
房屋建筑面积（平方米）	Pearson	.228**	.204**	1									
	显著性（双侧）	.000	.000										
万元以上设备（万元）	Pearson	.358**	.519**	.148**	1								
	显著性（双侧）	.000	.000	.000									
固定资产	Pearson	.013	.036	.012	.005	1							
	显著性（双侧）	.670	.238	.694	.870								
总支出	Pearson	.770**	.699**	.226**	.546**	.010	1						
	显著性（双侧）	.000	.000	.000	.000	.727							
年末服务（常住）人口数	Pearson	.285**	.224**	.070*	.061*	-.001	.280**	1					
	显著性（双侧）	.000	.000	.018	.043	.967	.000						

续表

		在岗职工人数	实有床位(张)	房屋建筑面积(平方米)	万元以上设备(万元)	固定资产	总支出	年末服务(常住)人口数	健康档案	居民健康教育	高血压	糖尿病	重性精神病
居民健康档案	Pearson	.424**	.279**	.145**	.138**	-.015	.440**	.355**	1				
	显著性(双侧)	.000	.000	.000	.000	.606	.000	.000					
健康教育	Pearson	.165**	.163**	.095**	.082**	-.011	.165**	.119**	.267**	1			
	显著性(双侧)	.000	.000	.001	.006	.706	.000	.000	.000				
高血压	Pearson	.419**	.229**	.110**	.150**	.025	.414**	.161**	.415**	.212**	1		
	显著性(双侧)	.000	.000	.000	.000	.395	.000	.000	.000	.000			
糖尿病	Pearson	.113**	.059*	.005	.035	-.004	.121**	.032	.096**	.039	.217**	1	
	显著性(双侧)	.000	.050	.879	.247	.885	.000	.288	.001	.196	.000		
重性精神病	Pearson	.262**	.181**	.113**	.153**	-.003	.320**	.112**	.305**	.143**	.343**	.075*	1
	显著性(双侧)	.000	.000	.000	.000	.912	.000	.000	.000	.000	.000	.012	

**. 在 .01 水平 (双侧) 上显著相关。 *. 在 0.05 水平 (双侧) 上显著相关。

2.3.4.3　公共卫生产出指标主成分提取分析

根据数据包络分析对指标的要求，在确定了投入各指标的情况下（3个），拟提取公共卫生产出主成分若干个，考虑到主成分要尽量反映原指标（85%）信息，故经过测试提取 3 个主成分。表 2-10 是主成分的统计信息，首先将原指标进行标准化，根据相关矩阵计算特征矩阵中的向量和特征，特征根由大到小排列（3.149、1.115、0.933…，最小值为 0.425），3个主成分的贡献率分别为 42.991%、12.388%、12.367%，累计贡献率为87.746%。最后以 3 个主成分（Z1，Z2，Z3）的得分作为公共卫生的产出标化量。

表 2-10　解释的总方差

成分	初始特征值			提取平方和载入		
	合计	方差的百分比	累积百分比	合计	方差的百分比	累积百分比
1	3.149	42.991	42.991	3.149	42.991	42.991
2	1.115	26.388	69.379	1.115	12.388	69.379
3	0.933	18.367	87.746	0.933	10.367	87.746
4	0.887	9.851	89.986			
5	0.872	9.694	92.293			
6	0.633	7.032	94.324			
7	0.510	5.662	97.986			
8	0.476	5.292	99.278			
9	0.425	4.722	100.000			

通过以上相关性分析以及主成分分析，分别确定出乡镇卫生院在总投入与医疗产出以及总投入与公共卫生产出的具体指标（见表 2-11）。

表 2-11　乡镇卫生院效率投入、产出指标筛选结果

指标	基本医疗工作的效率	公共卫生的效率
投入	总支出、在岗职工人数、实际开放床位数	总支出、在岗职工人数、实际开放床位数
产出	总收入、总诊疗人次、出院人数	3 个主成分 Z1、Z2、Z3

2.4　效率测量方法

根据文献综述，利用 DEA-BCC 模型和 DEA-CCR 模型分别计算出决策单元的综合技术效率和纯技术效率，利用超效率 DEA 模型对决策单元的效率进行排序，利用 DEA-Malmquist 指数分析县级医疗机构效率变化的原因，利用 DEA-Tobit 回归分析影响乡镇卫生院效率的因素。

2.5　对 DEA 无效决策单元的规模收益计算方法

继查恩斯等人使用 DEA 之后[1]，1984 年班克、查恩斯及库珀等人在此基础上发展了估计规模效益的模型，其中的 BCC、CCR 模型可以帮助判断决策单元是处于规模收益递增阶段、规模收益下降阶段或者是规模报酬不变阶段进行生产。班克[2]等人又将规模收益不变作为最适生产规模大小（MPSS）。但与此同时有人指出这些方法对于技术有效的决策单元的判断是有效的，但对处于生产可能性集合内部的决策单元（技术无效单位），没有机会对其进行规模经济判断，但它一定处于规模收益的某个阶段，所以最终的规模收益判断结果会比较有限。

使用 DEA 经典模型中 BCC 计算规模收益的方法，这个模型同大多数 DEA 经典分析一样[3]，是以投入为导向的，即对于非盈利的医疗机构来说在给定产出的情况下，投入要尽可能地最小。分析中所使用的 DEA 模型是 BCC 方法（班克等人）[2]。方法如下：

$$\text{MAX} \quad Z = \sum_{r=1}^{u} u_r y_{r0} + u_0$$

$$\text{Subject to} \quad \sum_{i=1}^{m} v_i x_{i0} = 1$$

$$-\sum_{i=1}^{m} v_i x_{ij} + \sum_{r=1}^{s} u_r y_{rj} + u_0 \leqslant 0$$

$$j = 1, \cdots, n; u_r, v_i \geqslant \varepsilon \forall r, i$$

这里，变量 y_{rj} 和 x_{ij} 分别代表了 j 医院的产出与投入，v_i 和 u_r 分别代表了投入与产出的权重，u_0 则代表了规模收益。当 $u_0>0$ 时，规模收益递增；当 $u_0<0$ 时，规模收益递减；当 $u_0=0$ 时，规模收益不变。

这个公式是由查恩斯等人提出来的（1979），用来判定技术效率和规模效率。C、D、E 点展示了规模效率不变，该条虚线以生产前沿面为基础，斜率为 1（技术效率 TE=1），意味着投入的变化将会导致产出以相同的比例变化，A、B 点代表了规模报酬递增的阶段（TE>1），且位于虚线的下方，意味着它们受控于 C 点和 D 点及 E 点，且两点的投入低于这三点。如果增加了足够的投入，决策单元将会朝着规模收益不变的区间（MPSS）移动，决策单元 F 和 G 落在了规模收益递减阶段（TE>1），随着投入的增加，他们会继续落在生产前沿面上，H 为技术无效单位（TE<1）（见图 2-4）。

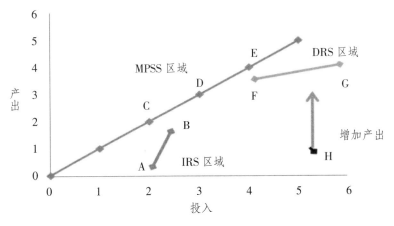

图 2-4 决策单元规模收益分布图

根据模型，判断决策单元的规模收益有以下几个步骤：

第一步，首先使用 BCC 方法来判断 DEA 效率，即可直接用软件计算效率值。

第二步，如果目标函数中 BCC 效率值小于 1，决策单元是无效的。

第三步，如果目标函数 BCC 效率值等于 1，判断当 u_0 分别在大于、等于或小于 0 时的情况，若 $u_0=0$ 时决策单元处于规模报酬最适阶段，到达最优状态。

第四步，如果目标函数中 BCC 效率值等于 1，且 $u_0 \neq 0$ 的时候，计算 DEA 模型需要附加约束条件 $u_0=0$ 时，这个 DEA 模型相当于 CCR 方法。如果计算结果等于 1，则这个决策单元处于规模报酬不变阶段（CRS），即为生产最适规模。

第五步，如果 CCR 的目标函数值小于 1，那么决策单元将不在生产最适规模。它要么在 IRS 阶段或 DRS 阶段。通过计算 BCC 公式的结果，如果 $u_0>0$，则决策单元在 IRS 阶段，如果 $u_0<0$，则决策单元在 DRS 阶段。

如果决策单元在第二步被判定为无效，那么就像前面所提到的会影响对它的规模收益的判断，所以就必须要做进一步分析。假设如果一个 BCC 有效的决策单元由于额外的投入增加，产出的能力被判定为规模收益递增或递减，那么对于具有相同投入而技术无效的医院来说也应当处于相同的规模报酬阶段。BCC 和 CRR 模型判定医院技术有效前沿面的步骤是基于处于前沿面的投入和产出量做出的。因而非效率医院的规模收益的判断是同那些在前沿面上具有相同数量资源（投入）的决策单元来判断的。

如在图 2-4 中，我们可以观察到一个非效率的医院 H，它在投入方面处于收益递减阶段，但是这种程度上的无效，BCC 模型会错误地判断它的规模收益。这一类型的医院可能会和具有与规模收益递减特征相同的投入，但是产出却异常地低。这时我们可以使用技术效率的前沿面来判断规模收益递增、递减或是不变。即如果我们根据生产前沿面判断了技术有效，那么我们就可以根据那些非效率决策单元的投入来判断他们的规模收益：技术无效单元和那些处于 IRS 阶段的决策单元有着相同水平的投入，可以被判定为处于规模报酬递增阶段。同样，技术无效单元如果与处于最适生产规模以及 DRS 的决策单元有着相同的投入可以判定为分别处在 MPSS 和 DRS 阶段。通过增加 H 的产出直到相交于生产前沿面来判定他们的规模收益区域（3 个阶段）。因此，判断技术无效决策单元的规模收益，除了上述 5 个步骤外，还需增加一个步骤：

第六步，通过增加技术无效单元的产出，使用与 BCC 效率值的倒数来解决这个模型，它将最终到达规模收益变量前沿面的边界（如，若果效率值为 0.92，每一个产出的变量将以 1/0.92 或 1.087 的倍数增加），然后在这个点上判断决策单元处于哪个规模收益区域，再使用第二至五步判定。

第三章 宁夏基本情况

3.1 宁夏地区基本经济社会发展情况

当地的经济水平、人口密度、地理环境、卫生总费用等因素都会潜在地影响宁夏农村卫生体系的运营效率。

3.1.1 地理概况及主要经济资源

宁夏回族自治区地处西北地区东部，总面积 6.64 万平方公里，辖 5 市 22 个县（市、区），由北部宁夏平原、中部干旱带、南部六盘山区组成了狭长地域结构。宁夏平原历史悠久，自古就有"塞上江南""鱼米之乡"等美称。自然资源丰富，煤炭储量位居全国第五位，石膏储量位居全国第一位，优质枸杞产量占据全国半壁江山，是全国优质酿酒葡萄重要种植基地。

宁夏区域内经济发展不平衡，主要表现为宁夏川区和山区的差别。宁夏山区主要指西海固地区，该地区的面积占全区总面积的 56.3%，但 GDP 仅占全区的 15%，基础设施建设相对滞后，生产生活条件较差，水、交通等问题制约着当地的经济发展，绝大多数地方的生态环境恶劣，工业基础差，产业层次低，很多地方不适宜人类生存。另外西海固地区集中了宁夏所有国家级扶贫重点县，是集中连片特殊困难地区之一，国家和当地政府给予的帮助较多。宁夏川区在地理环境、经济发展、自然资源、交通等方面均好于山区。

3.1.2 人口概况

2017 年末，全区常住人口 681.79 万人，比上年末增加 6.89 万人。人口出生率为 13.44‰，人口自然增长率为 8.69‰。城镇化率 57.98%，比 2016 年提高 1.69 个百分点。

3.1.3 卫生概况

近年来，宁夏卫生事业发展步伐明显加快。2017 年末，全区医疗机构床位 39820 张，每千人口拥有 5.84 张；执业（助理）医师 16208 人，每千人口拥有 2.67 人；注册护士 21568 人，每千人口拥有 3.16 人。城乡居民健康水平进一步提高，人均期望寿命达 74.3 岁。

3.2 新医改中关注效率的主要政策和措施

在配合国家医改政策实施的同时，自治区政府制定了适合本地区的旨在提升基层医疗卫生效率的文件。2010 年 6 月自治区政府出台了《自治区医药卫生体制五项重点改革 2010 年度主要工作任务安排》，其中有 3 项任务都指向基层医疗卫生机构：健全基层医疗卫生服务体系、促进基本公共卫生服务均等化以及推进公立医院改革试点。在这一政策的指导下，新医改以来，自治区政府在提升基层医疗卫生机构的效率方面做了很多工作，现对其主要的做法做一介绍。

3.2.1 基本药物制度及取消药品加成政策方面

自 2006 年在全国率先提出药品"三统一"改革模式，在全部基层医疗卫生机构，包括县级综合医院和中医院全面启动，建立了富有效率的覆盖全区城乡的药品供应保障体系，提前实现了国家基本药物制度在基层医疗卫生机构全覆盖。

2012 年国务院办公厅发布了《深化医药卫生体制改革 2012 年主要工作安排》，开展"取消药品加成"的试点，将县级医院的补偿机制由政府补助、服务收费及药品加成改变为政府补助和服务收费。2012 年宁夏回族自治区印发的《自治区关于加快推进县级公立医院综合改革的指导意见》

明确指出，宁夏要以破除"以药补医"机制为关键环节，以改革补偿机制和落实医院自主经营管理权为切入点，统筹县域医疗卫生体系发展。从2012年10月起，取消县级公立医院全部药品加成，2015年银川市属6家医院遵循"总量控制、结构调整、有升有降、逐步到位"原则，已全部完成药品加成取消工作。针对公立医院，通过完善补偿机制才能向广大人民群众提供优质、廉价的医疗服务，走向持续、健康的发展之路。

3.2.2 健全基层医疗卫生服务体系方面

近年来，自治区政府先后出台了《关于进一步加强农村卫生工作的意见》《关于进一步加强乡镇卫生院工作的意见》《乡镇卫生院绩效考核与财政补助办法》等一系列文件，争取中央财政支持资金10340万元，自治区地方配套1506万元，按照国家建设标准，建设238所乡镇卫生院业务用房。与此同时，自治区财政又安排3550万元，为187所乡镇卫生院配备达标的设备。按照"一乡一人一年"的原则，培训了乡镇卫生院的业务骨干，使乡镇的服务能力有所提高。通过加大乡镇卫生院内部运行机制和管理机制的改革，公开招聘院长等，建立了乡镇卫生人员的激励机制，在增强活力的同时，促进农村三级卫生服务网络有效运行。

3.2.3 促进基本公共卫生服务均等化方面

2010年3月印发的《基层医疗卫生机构基本公共卫生服务绩效考核与财政补助暂行办法》，其目的在于使基层医疗卫生机构在坚持公益性的同时，将工作重心由基本医疗专项公共卫生，改变补偿和评价的标准，提高服务的效率，使公共卫生服务落实到位。在基本公共卫生服务均等化方面，全面实施10类43项基本公共卫生服务，免疫规划实现全覆盖，传染病、结核病、碘缺乏病整体发病率下降，在慢性病防控领域不断拓展，取得了一定的成效。

3.2.4 公立医院改革方面

2010年3月出台了《宁夏回族自治区进一步深化基层医疗卫生机构综合改革的实施意见》，该意见是针对宁夏城乡卫生事业发展的不平衡，特别是农村卫生资源的配置不合理，卫生技术人员短缺，基本医疗卫生服务能力较弱，基层医疗卫生机构运行机制和管理体制不完善，政府卫生投入不足的现状而出台的，其目的在于有效利用基层的卫生资源，提高基层医疗卫生机构的工作效率，确保改革政策的连续性等。具体做法有：科学制定区域卫生规划、强化基层医疗卫生机构的公益性，改革人事制度、创新分配制度、落实补偿机制。

3.2.5 创新支付制度提高基层医疗卫生的综合效益

2010 年，在国外专家团队支持下，在盐池县和海原县率先开展了"创新支付制度提高卫生效益"改革试点。在试点基础上，已将创新支付制度改革推广到吴忠市和中卫市，通过在基层医疗机构实行门诊包干预付和在县级医疗机构实行住院包干预付制，利用经济激励机制，引导基本医疗服务下沉基层，有效降低了医疗成本，减轻了群众的就医负担，提高了基层医疗卫生综合效益。

3.2.6 分级诊疗制度初见成效，但阻碍因素较多

分级诊疗是不同级别、不同类型的医疗卫生服务机构承担不同难易程度的疾病诊断服务，让患者能够及时、就近获得所需的医疗服务。实施分级诊疗制度有重要的意义，从供方来说可以提高就诊效率，实现不同医疗机构之间的分工协作，整合医疗资源，提高卫生资源总体效率；从需方来说患者可以体验连续性的医疗卫生服务和健康管理；形成有序的就医格局、减轻患者就医的经济负担，从而提高人民群众的健康水平。分级诊疗制度首次提出是在 2009 年 4 月国务院颁布的《中共中央关于深化医药卫生体制改革的意见》中，该意见提出要建立城市医院和社区卫生服务机构的分工协作机制，实现"引导"式社区首诊、分级诊疗和双向转诊。从落实情况来看，这一引导性政策由于没有保障机制作为支持，实施效果并不明显。2015 年，公立医院的改革进入攻坚阶段，《国务院办公厅关于城市公立医院综合改革试点的指导意见》提出将破除公立医院的逐利机制和建立分级诊疗就医格局作为公立医院改革的主要目标，

以建立科学合理补偿机制为实现路径。同年9月，国务院出台的《国务院办公厅关于推进分级诊疗制度建设的指导意见》明确建立分级诊疗制度的重要意义，界定了三级、二级、县级公立医院和基层医疗卫生机构的诊疗服务功能，提出到2020年实现"基层首诊、双向转诊、急慢分诊、上下联动"分级诊疗改革模式，建立符合国情的分级诊疗制度；并提出通过财政投入、医保支付等手段建立保障机制引导各级各类医疗机构落实功能定位。

2016年1月8日，宁夏出台了《宁夏回族自治区基本医疗保险转诊转院管理暂行办法》，自2016年1月1日起全面实施分级诊疗制度。宁夏通过建立医疗联合体、对口支援精准帮扶、远程会诊、县乡一体化管理等途径实施分级诊疗。目前效果只停留在改变部分患者的就医习惯，患者上转率有所提高，部分病种的医疗费用有所降低的程度。以永宁县人民医院为例，2015年医院上转城镇居民患者503次，2016年上转城镇居民及城镇职工患者共2218次，是2015年的3.45倍，但2015年、2016年下转患者不到百例，通过访谈发现造成这种局面的原因主要是各级医疗机构基于自己的利益，下转动机不明显，如三级医院和二级医院为了自身的利益，从社区卫生服务中心（站）"抢"患者，三级医院不承认医联体内其他医疗机构向患者开出的诊断资料等现象时有发生；二级、三级医院的管理者也认为医联体的实施一定程度上影响了医院的运营，造成下转不利。另外，基层医疗机构服务能力不足、相关政策保障不到位、医保配套政策跟不上、宣传不到位与患者就医意愿难以改变、医疗机构间利益难以协调，缺乏分工协作、缺乏信息共享平台、缺乏统一的转诊标准等，也阻碍了分级诊疗的全面推进。可见，宁夏分级诊疗实施有一定的成效，但依然存在供方在推行分级诊疗方面的基于利益考虑的动机不足问题，致使分级诊疗的推行在一定程度上了阻碍了医疗机构最优效率的实现。

3.3 卫生总费用、政府预算卫生支出与国内生产总值

政府卫生支出是指中央、地方政府对本地卫生事业的全部财政投入。从支出的方向来看，一方面是用来支持医疗机构发展的财政投入，一方面是通过医疗保险等降低患者经济负担的转移支付，当然这一部分费用其实也是间接地投入到医疗机构的运营当中。卫生总费用（THE）是指一个国家或地区，在一定时期内（通常是指一年)，全社会为提供卫生保健服务所消耗的活劳动和物化劳动的货币表现，它综合反映了该地区经济发展水平、社会对人类健康的重视程度及卫生筹资模式，突出反映政府、社会及个人对卫生健康的投入格局、规模及变化趋势。所以政府卫生支出与社会卫生支出、个人卫生支出构成了卫生总费用。而国内生产总值是政府卫生支出的主要来源。

2012 年，全国卫生总费用为 2.89 万亿元，占国内生产总值的 5.1%，人均卫生费用为 2076.67 元。宁夏卫生总费用从 2000 年开始，呈逐年上升趋势，由 2000 年的 12.71 亿元增加到 2012 年的 135 亿元，增加了 122.29 亿元。卫生费用占地区生产总值的比重由 5.26%增长到 5.77%。

从卫生费用的筹资方式来看，自治区政府卫生预算支出由 2000 年的 1.70 亿元增加到 2012 年的 51.8 亿元，增长了 29.47 倍。社会卫生支出由 3.00 亿元增加到 36.51 亿元，增长了 11 倍多。居民个人卫生支出，由 7.07 亿元增加到 46.69 亿元，增长了约 5.6 倍。三者均处于增长趋势，但 2006 年以后政府卫生预算支出增长幅度最大，其中新医改前年均增长 36%，新医改后年均增长 27%，新医改后增速有所减慢。

从各种卫生支出占卫生总费用的比重来看（见图 3-1），2000 年政府卫生预算支出、社会卫生支出、个人卫生支出在医疗总费用中所占比重分别为 13.38% 、23.60% 、63.02% ，到 2012 年分别为 38.87% 、27.04% 、34.59%。总体看来，社会和个人卫生支出所占比重均下降，政府卫生预算支出所占比重大幅度上升，说明近年来政府部门加大了对卫生事业的投入

力度。可是具体来看，个人卫生支出所占比重依然很大，这又从另一方面说明政府的投入力度还是不够，居民看病贵的现状依然存在。另外，2012年宁夏卫生总费用中，政府预算卫生支出（38.37%）明显高于全国水平（39.99%），个人现金卫生支出（34.59%）与全国（34.34%）基本持平，社会卫生支出（27.04%）明显低于全国（35.67%）的水平（见图3-2），社会卫生支出所占比例明显偏低，这与宁夏医疗保险水平较低和社会办医投入较少有关。

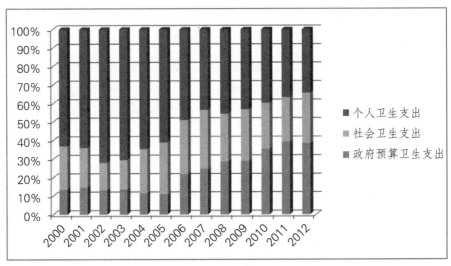

图 3-1　2000—2012 年宁夏卫生总费用构成变化

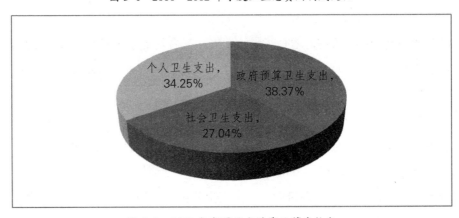

图 3-2　2012 年宁夏卫生总费用筹资构成

从 2000—2012 年宁夏卫生总费用及其构成的增长速度来看，新医改后环比平均增速为 17.93%，新医改前环比平均增速为 12.24%（见表 3-1，图 3-3）。新医改后环比增速较快。从卫生总费用的构成来看，政府预算卫生支出在 2007 年环比增速最快，此后有所回落，新医改 2009 年虽有所增快，但自 2010 后其增速逐渐下降，社会卫生支出增速变快，个人卫生支出自 2010 年增速变快。

表 3-1　2000—2012 年宁夏卫生费用增长速度情况

| 年份 | 卫生总费用（亿元） | | | | | | | |
| | 合计 | | 政府卫生预算支出 | | 社会卫生支出 | | 个人卫生支出 | |
	增减额	环比增速（%）	增减额	环比增长度（%）	增减额	环比增速（%）	增减额	环比增速（%）
2001	2.42	2.51	0.51	7.39	0.24	0.23	0.63	3.40
2002	3.05	3.16	0.17	2.46	0.52	0.51	7.64	41.20
2003	1.94	2.01	0.32	4.64	0.50	0.48	11.41	61.52
2004	4.20	4.36	0.08	1.16	2.56	2.49	0.73	3.94
2005	5.96	6.19	0.48	6.96	2.70	2.63	2.64	14.23
2006	3.10	8.68	1.58	22.90	1.00	9.74	0.51	2.75
2007	17.27	44.48	5.33	63.09	6.64	58.92	5.29	27.73
2008	14.89	26.54	6.59	47.72	0.35	1.95	7.96	32.66
2009	13.50	19.02	4.42	21.67	5.53	30.28	4.55	14.07
2010	11.64	13.78	9.2	37.07	0.17	0.72	1.27	3.44
2011	20.18	20.99	11.51	33.83	4.17	17.40	4.50	11.80
2012	18.69	16.11	6.27	13.7	8.38	22.95	4.04	14.36

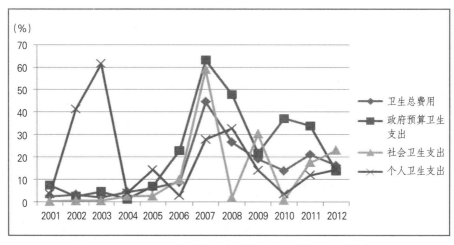

图 3-3　2000—2012 年宁夏卫生总费用及其构成环比增速变化

3.4　卫生总费用与居民收入

2006—2011 年，宁夏城镇家庭居民人均可支配收入由 9177.30 元增加到 17579.00 元，后者是前者的 1.9 倍；城镇居民人均医疗卫生费用由 578.75 元增加到 890.56 元，后者是前者的 1.5 倍，城镇居民人均医疗费用支出低于城镇家庭居民人均可支配收入速度。农村居民家庭人均纯收入由 2760.10 元增加到 5410.00 元，后者是前者的 2 倍。与此同时，农村居民家庭人均医疗卫生费用支出由 187.60 元增加到 445 元，后者是前者的 2.4 倍，增加较明显。根据时间序列数据，城镇居民个人医疗卫生支出占居民家庭人均可支配收入的比重由 2006 年的 6.31% 下降为 2011 年的 5.07%；农村居民家庭个人医疗卫生支出占农村居民家庭人均纯收入的比重由 2006 年的 6.80% 上升为 2011 年的 8.23%（见图 3-4、图 3-5）。和城市相比，农村医疗卫生支出带给农村居民的压力更大。

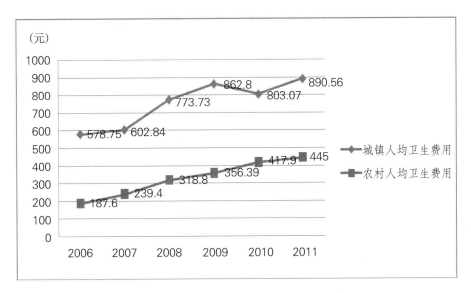

图 3-4 2006—2011 年宁夏城镇、农村人均卫生费用比较

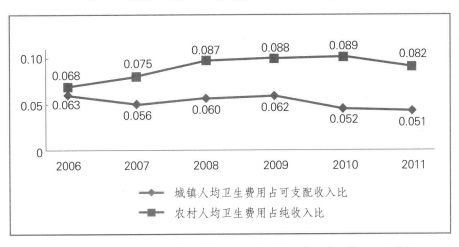

图 3-5 2006—2011 年城镇和农村人均卫生总费用占可支配收入比较分析

第四章　宁夏县乡卫生体系分析

本章主要描述和分析宁夏 2000—2012 年（县级）和 2007—2012 年（乡级）卫生体系卫生资源变化情况，并比较新医改前后的主要变化。

4.1　卫生人力资源

（1）县级人力资源

2000—2012 年，宁夏县级综合医院卫生人力资源（以在职职工数统计）平均每年增长 2.2%，从 2000 年的平均 209 人增长到 2012 年的 272 人，增加了 30.1%，其中川区平均每年增长 3.1%，高于整体和山区（1.01%），从每年的平均数量上来看也是高于整体和山区的，川区县级综合医院平均 295 人，山区县级综合医院平均为 196 人，前者是后者的 1.4 倍。最后，从整体看（县级综合医院卫生人力资源），新医改前平均 238 人，新医改后平均 266 人，后者是前者的 1.1 倍。

（2）乡级人力资源

本研究乡镇医疗机构的卫生资源，是以乡镇整体来衡量的。共选取宁夏乡镇卫生院 188 所，其中普通乡镇卫生院 135 所，平均在岗职工 13.3 人，中心卫生院 53 所，平均在岗职工 27.6 人。目前，乡镇卫生院总体在岗职工平均人数为 40.9 人，年平均增长率为 2.2%，从图 4-2 可以看出，2008—2010 年，乡镇卫生院的在岗职工人数几乎没有变化。新医改后年平均增长 7.1%，平均在岗职工人数为 41.25，与新医改前平均 41 人基本持平。

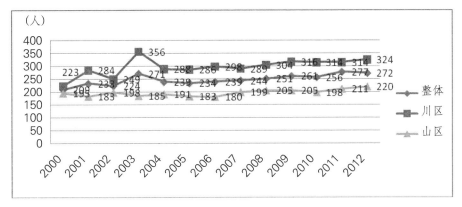

图 4-1 2000—2012 年宁夏县级综合医院卫生人力资源变化

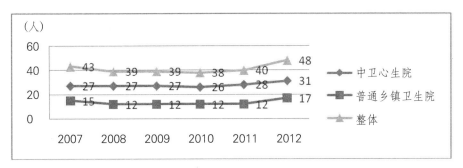

图 4-2 2007—2012 年宁夏乡镇卫生院卫生人力资源变化

4.2 床位数与病床使用率

实际开放床位是反映医疗机构规模的重要指标，病床使用率则是反映医疗机构病床利用效率的指标。

（1）县级情况

2000—2012 年，宁夏县级综合医院实际开放床位数年平均增长率为 6.1%，从 2000 年的平均 142 张，增加到 2012 年的 292 张，后者是前者的 2 倍多，比较明显的是 2008 年后床位增加迅速，其中山区的平均增长速度超过整体和川区，从 2000 年的平均 133 张增加到 2012 年的 301 张，后者是前者的 2.3 倍。新医改前平均实际床位数为 176 张，新医改后平均实际开放床位数为 256 张，后者是前者的 1.5 倍，床位总体呈右偏态分布（均数大于中位数），表明宁夏县级医院规模有不断扩大的趋势。

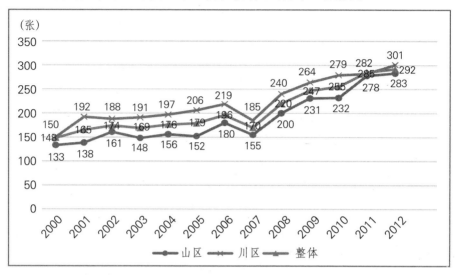

图 4-3　2000—2012 年宁夏县级综合医院实际开放床位数变化

结合卫生人力指标，考察卫生人力数与实际开放床位数的比，这一指标反映了医院的规模。从散点图可以看出，2000—2012 年，各决策单元的卫生人力数与实际开放床位数基本呈线性相关，随着卫生人力数的不断增加，医疗机构的实际开放床位数也随之增加，医疗机构的规模有扩大趋势，当然还有个别医疗机构在个别年份的卫生人力数与医疗机构床位数之比偏离斜线，出现了床位过多或卫生人力过少的现象。

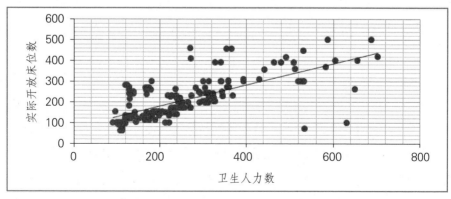

图 4-4　宁夏县级综合医院卫生人力数与实际开放床位数的比

病床使用率从 2000 年到 2012 年以每年 33% 的速度增长，平均病床使用率从 58% 上升到 100% 以上。其中新医改前平均病床使用率为 61.2%，新医改后为 86%，川区和山区比较，山区的平均增速较快，床位利用率得到很大提升，可见新医改后各项政策刺激了医疗机构的活力。

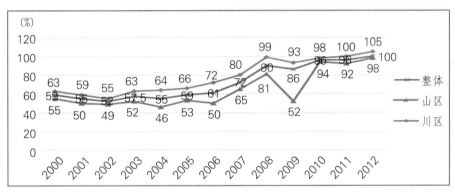

图 4-5　2000—2012 年宁夏县级综合医院病床使用率变化

（2）乡级情况

2007—2012 年，宁夏乡镇卫生院的床位数呈逐年上涨的趋势，中心卫生院平均床位数为 23.17 张，其中 2007—2008 年，平均床位数为 19.5 张，2009—2012 年为 25 张，上涨了 28%；普通乡镇卫生院 2007—2012 年的平均床位数是 14.92 张，其中 2007—2008 年，床位数为 12.25 张，2009—2012 年为 16.25 张，上涨了 32.7%，增长幅度快于中心卫生院。以上数据说明新医改后宁夏乡镇卫生院整体规模有所扩大，基层卫生投入不断增加。

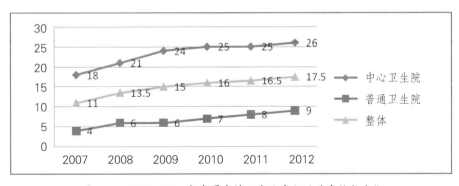

图 4-6　2007—2012 年宁夏乡镇卫生院实际开放床位数变化

4.3 固定资产

（1）县级情况

2000—2012 年，宁夏县级综合医院固定资产投资每年平均增长率为 30%，13 年间，固定资产投资总额从最初的 557 万元增加到 58000 万元，增长了近 100 倍，其中川区的年平均增长率（17%）及绝对量增长均快于山区（见图 4-7），可见政府对川区的固定资产投资比较重视。由图 4-7 可以看出，两个地区固定资产投资的数量都在 2006 年以后得到大幅度增长。从整体来看，新医改前平均固定资产总值为 6967.66 万元，新医改后平均为 49279.75 万元，后者较前者上涨了 6.07 倍，从年平均增长率来看，新医改前年平均增长率为 28%，新医改后年平均增长率为 32%，可见新医改后年增长率快于新医改前。

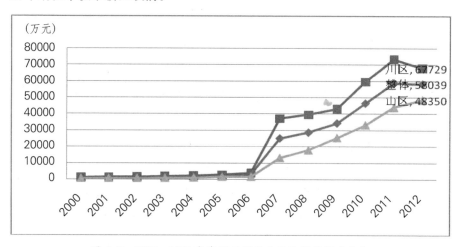

图 4-7　2000—2012 年宁夏县级综合医院固定资产变化

（2）乡级情况

2007—2012 年，宁夏乡镇卫生院在固定资产总价值、万元以上设备台数等指标上均在不同的年份有缺失，故未纳入乡镇卫生院效率测量指标中。实际上该指标在乡镇卫生院的运行效率测量中具有一定的重要性。

4.4 医疗卫生服务量

4.4.1 县级门急诊人次和出院人次

门急诊人次和出院人次是衡量医疗机构产出的重要指标。

（1）门急诊人次

2000—2012 年，门急诊人次平均每年增长率为 8%，从数量上来看，由 2000 年的 65000 人次上升到 2012 年的 180000 人次。川区的增速快于山区，川区平均门急诊服务量为 133413 人次，山区平均门急诊服务量为 76387 人次，前者是后者的1.75 倍。新医改前平均门急诊服务量为 83972 人次，新医改后为 151547.25 人次，后者是前者的 1.8 倍。

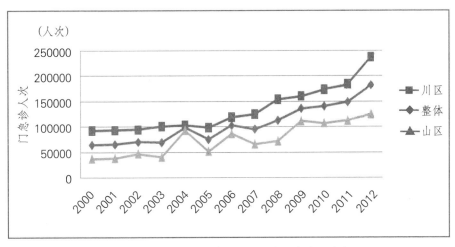

图 4-8 2000—2012 年宁夏县级综合门急诊人次变化

（2）出院人次

2000—2012 年，宁夏县级综合医院的出院人次平均每年的增长率为 11%，从最初的 3640 人次上涨到 12083 人；川区和山区比，在数量上川区具有优势，从年平均增长率来看，川区的年均增长率为 8.5%，山区的年均增长率为 12.6%，山区的增长速度高于川区。新医改前平均出院人次为 4211 人次，新医改后平均为 9955 人次，后者是前者的 2.36 倍。

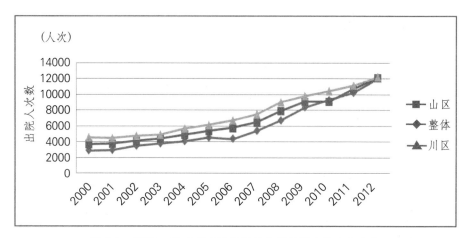

图 4-9 2000—2012 年宁夏县级综合医院门出院人次变化

4.4.2 乡级医疗服务量

年末服务常住人口以及总诊疗人次、出院人次作为乡镇卫生院的两类重要产出在新医改后有了明显的提升。2007—2012 年，宁夏乡镇中心卫生院年末服务人口平均为 28452 人次，普通乡镇卫生院平均为 19633 人次，前者是后者的 1.44 倍。从总体来看，新医改后宁夏乡镇卫生院年末服务人口达到 30966.62 人次，是新医改前的 1.39 倍。2007—2012 年，宁夏乡镇中心卫生院平均总诊疗人次为 36671.17 人次，普通乡镇卫生院为 13799.17 人次，前者是后者的 2.66 倍。从总体来看，新医改后宁夏乡镇卫生院总诊疗人次达到 27729.75 人次，是新医改前的 1.12 倍。从出院人次的数据来看，住院服务在乡镇卫生院提供的服务中并非主流，中心

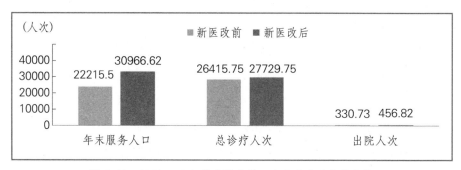

图 4-10 2007—2012 年宁夏乡镇卫生院医疗服务量变化

卫生院平均每年出院人次为 640.90 人次，普通乡镇卫生院为 188.69 人次（个别普通乡镇卫生院的出院服务为 0），前者是后者的 3.39 倍，新医改后平均出院人次为 456.82 人次，是新医改前的 1.38 倍。总之，新医改后宁夏乡镇卫生院的服务量大幅上升（见图 4-10）。

4.4.3 县级门急诊及出院死亡人数（非期望产出指标）

对门急诊及出院死亡人数的统计是从 2007 开始的。从门急诊及出院死亡人数变化来看，2007—2012 年有不同程度的增加，上涨 0.73 倍，增幅不大，主要是随着近年来门急诊人次及住院人数的增加而出现的一个副产品。新医改后门急诊及出院死亡人数明显增加，处于川区的各县级综合医院门急诊人次、住院人次都高于山区各综合医院，所以其门急诊及出院死亡人数也较山区医疗机构多。此外，出院病人死亡数均要低于门急诊死亡人数，主要是因为急诊病人通常病情比较危重，致死率高，另外危重患者都转诊到二级以上医院看病。

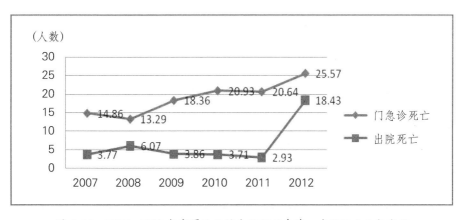

图 4-11 2007—2012 年宁夏县级综合医院门急诊、出院死亡人数变化

4.4.4 乡级公共卫生服务量变化分析

为使指标具有可比性，分别统计新医改前后年末城镇居民健康档案累计建档数、年内接受健康教育人次、年末高血压管理人次、糖尿病管理人次、重性精神病管理人数的变化。从图 4-12 可以看出，年末居民健康档案的建档及健康教育是乡镇卫生院公共卫生中的主要工作。中心卫生院的

工作量明显高于普通乡镇卫生院，新医改后，居民健康档案的建档数是之前的 1.61 倍，健康教育人次是之前的 3.37 倍，高血压管理是之前的 2 倍，糖尿病的管理人数是之前的 1.35 倍，重性精神疾病的管理人数是之前的 1.33 倍。

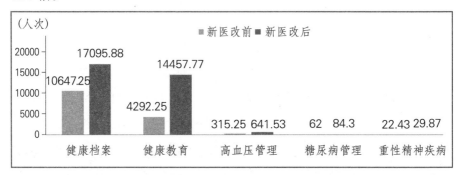

图 4-12　2007—2012 年宁夏乡镇卫生院公共卫生服务量变化

4.5　收支分析

从宁夏县级综合医院的财务收支来看，总支出方面，2000—2012 年，宁夏县级综合医院整体的总支出的年平均增长率为 35%，从支出的绝对量上看，由 2000 年的 792 万元上升到 6894 万元，上涨近 8 倍。其中川区的年增长率快于山区，2006 年后，两者的总支出增加数量明显。总收入方面，2000—2012 年，宁夏县级综合医院整体的年平均增长率在 34% 左右，低于总支出 0.01 个百分点。从数量上来看，总收入总量从 2000 年 809 万元跃增到 2012 年 6741 万元，增长近 7 倍，低于总支出的增长幅度（见图 4-13）。其中，川区和山区相比，川区增长速度较快，且高于整体的增长速度。川区，新医改前平均总支出为 7767 万元，新医改后平均为 7719 万元，收入、支出比为 0.99；山区，新医改后平均总支出为 5608 万元，总收入平均值为 5702 万元，收入、支出比为 1.01，以比率分析法预测新医改后宁夏县市级医疗机构的运营效率基本是有效的。总体来看，仅从总收入和总支出的对比可以看出，宁夏县级综合医院的总收入水平低于总支出水平，存在资源配置不合理的问题，川区虽然增速较快，收入与支出也并不平衡，同样存在问题。山区的效率问题则表现得很明显。

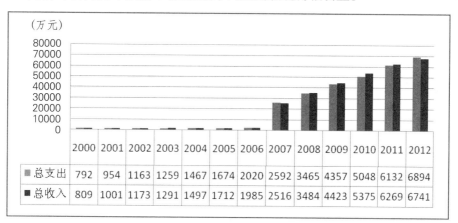

图 4-13　2000—2012 年宁夏县级综合医院收支变化分析

自 2007 年以来，从总收入与总支出比（比值均大于 1）可以看出宁夏乡镇卫生院总体在保本的基础上都有盈利。其中，新医改前平均收入、支出比为 1.016，新医改后的平均收入、支出比为 1.112，高于医改前 0.6 个百分点。从总收入和总支出的绝对量来看，新医改后基本翻了一倍（0.85）。另外在总收入的构成中，新医改后，医疗收入上涨 0.55 倍，财政

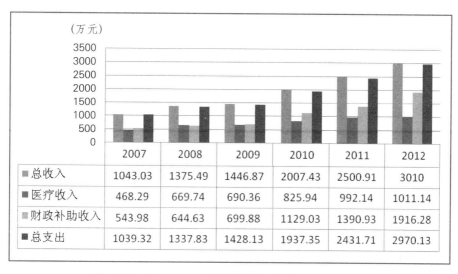

图 4-14　2007—2012 年宁夏乡镇卫生收入、支出变化

补助收入的变化最为明显，六年来上涨 1.16 倍，可见政府对基层医疗机构的重视。

从中心卫生院和普通乡镇卫生院的比较来看，中心卫生院与普通乡镇卫生院的总收入与总支出在各年份基本持平。从总量上来看，中心卫生院要明显高于普通乡镇卫生院近 1 倍，这和其所服务的人口和所具有的规模相关。从增长率来看，2007—2012 年，中心乡镇卫生院的总收入与总支出年平均增长率分别为 14% 和 21%，略低于普通乡镇卫生院总收入和总支出的年平均增长率（均为 25%），可以看出普通乡镇卫生院较中心乡镇卫生院更具有活力。

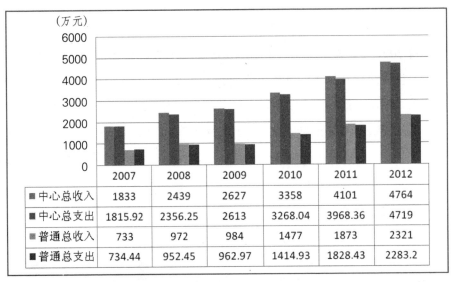

（万元）	2007	2008	2009	2010	2011	2012
■中心总收入	1833	2439	2627	3358	4101	4764
■中心总支出	1815.92	2356.25	2613	3268.04	3968.36	4719
■普通总收入	733	972	984	1477	1873	2321
■普通总支出	734.44	952.45	962.97	1414.93	1828.43	2283.2

图 4-15　2007—2012 年宁夏乡镇普通与中心卫生院收入支出比较

4.6　资产负债率

医院的资产负债率即医院负债总额与医院资产总额的比率。它表明总资产中有多少是通过负债筹集的，是国际公认的衡量综合偿债能力的重要指标，该比率越高，医院偿还债务的能力越差。

调查结果显示，宁夏县级公立综合医院及乡镇卫生院在资产负债率方面整体处于较低水平，但县级公立综合医院中有 42%的医院存在一定的债务问题，接近或大于医院总资产的 50%。乡镇卫生院这一问题则表现得不明显。

4.7　访谈发现

对于宁夏县乡两级资源的变化，笔者访谈到了贺兰县人民医院（县级）的财务，她介绍说："这两年医改的力度很大，我们院的条件明显好了，你看我办公室的电脑、打印机，以前就是手工做账。医疗条件也好了，政府通过招标采购为我们院配了好多台 B 超机、心电图机、手术台床、X 光机等。设备多了来做检查的患者就多了，对一些常见病的治疗就够了，但一些疑难病，患者还是不相信我们，宁可去大医院，觉得我们的技术不行。还有我们的医院也在扩建。另外我们院的医生、护士临时干的多，编制少，工资收入低，事情还特别多。"

西吉县将台乡卫生院的张院长说："我们的条件是好了，但人手不够，政府派来的特岗医生，待上一段时间就走了，我们留不住人。我们既要搞医疗，又要搞公共卫生，实在难分身啊，我们公共卫生的担子很重，应给多配些人手。"

从以上两段访谈可以看出，尽管新医改后宁夏县乡两级医疗机构的条件得到了改善，但依然存在问题，最为明显的就是卫生人力资源短缺。

第五章 宁夏县级医疗机构运行
效率及规模分析

本章主要通过实证分析测量宁夏县级医疗机构的运行效率以及新医改前后的生产率变动。

5.1 宁夏县级综合医院运行效率分析

5.1.1 县级综合医院综合技术效率和纯技术效率

由于DEA-CCR模型是假设决策单元规模收益不变，或者是虽然规模收益可变但是决策单元处于生产的最优生产规模阶段，所以这时计算出来的效率值中包含了规模效率的成分，因此被称为综合技术效率值。BCC模型则基于规模收益可变，排除了规模效率的影响，计算出来的是纯技术效率，反映了决策单元在某一时期真正的生产技术水平。不可否认的是，决策单元的不同规模水平也会对技术效率造成影响，尤其是在当前卫生投入不断扩大、规模不断扩大的形势下，由于规模的不经济也会造成医疗机构的效率低下。可以看出规模效率的计算取决于规模收益不变（CRS）与规模收益可变（VRS）两种状态下效率值的比。因此，当测量出综合技术效率值和纯技术效率后，便可计算出规模效率。

利用数据包络分析中的CCR模型（CRS）和BCC模型（VRS）分别计算出2000—2012年14个决策单元的综合技术效率值（见表5-1）和纯技

术效率值（见表5-2）。

以综合技术效率值来衡量决策单元的效率，2000—2012年宁夏县级综合医院平均技术效率水平为0.958。以年份来看，2001年的效率水平最高（0.985），2010年的效率水平最低（0.884），2000—2008年平均综合技术效率（0.972），2009—2012年综合技术效率（0.927），新医改后的综合技术效率较以前下降4.5个百分点。

以纯技术效率来衡量决策单元的技术效率，2000—2012年宁夏县级综合医院的平均纯技术效率为0.990。以年份来看，2008年纯技术效率最高（0.999），2000年纯技术效率最低（0.972），2000—2008年平均纯技术效率为0.989，2009—2012年纯技术效率为0.991，从一定程度上说新医改后的决策单元的技术水平较以前有所提高，通过纯技术效率与综合技术效率得分的比较，可以判断出新医改后决策单元的规模扩大，致使综合技术效率得分降低。

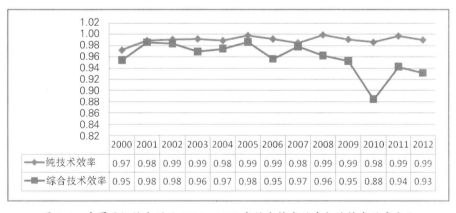

图5-1　宁夏县级综合医院2000—2012年综合技术效率与纯技术效率变化

5.1.2　县级综合医院效率按决策单元分析

以各决策单元看，2000—2012年，纯技术效率水平均值为0.990，最高值为1，最低值为0.951，综合技术效率水平平均为0.958，最高值为0.995，最低值为0.911，纯技术效率水平高于综合技术效率，主要是由于综合技术效率水平中含有规模效率的因素。

表 5-1 2000—2012 年宁夏县级综合医院纯技术效率值

序号	DMU	2000年	2001年	2002年	2003年	2004年	2005年	2006年	2007年	2008年	2009年	2010年	2011年	2012年	平均
1	贺兰县人民医院	0.859	1	0.970	1	1	1	1	1	1	1	1	1	1	0.986
2	永宁县人民医院	1	1	1	1	1	1	1	1	1	1	1	1	0.977	0.998
3	平罗县人民医院	1	1	1	1	1	1	1	1	1	1	1	1	0.945	0.996
4	惠农区人民医院	1	1	1	1	1	1	1	1	1	1	1	1	1	1
5	中宁县人民医院	1	1	1	1	0.970	0.992	1	1	1	1	0.980	1	1	0.996
6	灵武市人民医院	1	1	1	0.964	1	1	1	1	1	1	1	1	1	0.997
7	青铜峡市人民医院	1	1	1	1	0.941	1	1	1	1	1	0.970	1	1	0.993
8	同心县人民医院	0.972	1	1	0.991	0.965	0.992	1	0.945	0.986	0.965	0.867	1	1	0.975
9	盐池县人民医院	1	1	1	1	1	1	1	1	1	1	1	1	1	1
10	海原县人民医院	0.909	0.949	0.976	1	1	1	0.958	1	1	1	1	1	1	0.987
11	西吉县人民医院	0.881	0.905	0.934	0.934	0.978	0.989	0.958	0.922	1	0.914	1	0.958	1	0.951
12	隆德县人民医院	1	1	1	1	1	1	0.926	0.926	1	1	1	1	0.946	0.984
13	泾源县人民医院	1	1	1	1	1	0.999	1	1	1	1	1	1	1	1
14	彭阳县人民医院	1	1	1	1	1	1	1	1	1	1	1	1	1	1
	平　均	0.972	0.989	0.991	0.992	0.989	0.998	0.992	0.985	0.999	0.991	0.986	0.997	0.990	0.990

表5-2　2000—2012年各县级综合医院综合技术效率值

NO	DMU	2000年	2001年	2002年	2003年	2004年	2005年	2006年	2007年	2008年	2009年	2010年	2011年	2012年	平均
1	贺兰县人民医院	0.849	1	0.919	1	1	1	1	1	1	1	1	1	1	0.981
2	永宁县人民医院	1	1	1	1	1	1	1	1	0.938	1	0.898	1	0.974	0.985
3	平罗县人民医院	0.935	1	1	0.937	1	1	1	1	0.958	0.928	0.743	1	0.848	0.951
4	惠农区人民医院	1	1	1	1	0.857	0.974	0.881	1	1	1	1	1	1	0.972
5	中宁县人民医院	0.908	1	1	0.939	0.970	0.988	1	1	0.930	0.909	0.755	0.767	0.909	0.925
6	灵武市人民医院	1	1	1	0.882	1	1	1	0.958	1	1	1	0.999	1	0.987
7	青铜峡市人民医院	1	1	1	0.972	0.916	0.950	0.916	1	0.877	0.876	0.744	1	0.804	0.924
8	同心县人民医院	0.964	1	1	0.963	0.951	0.989	0.920	0.912	0.942	0.842	0.739	0.938	0.855	0.921
9	盐池县人民医院	1	1	1	1	1	1	1	1	1	1	0.963	0.979	1	0.995
10	海原县人民医院	0.893	0.908	0.927	0.981	1	1	1	1	0.986	1	1	1	1	0.976
11	西吉县人民医院	0.867	0.898	0.923	0.928	0.959	0.984	0.826	0.910	1	0.893	0.869	0.880	1	0.917
12	隆德县人民医院	1	1	1	1	1	1	0.864	0.920	1	1	1	1	0.932	0.977
13	泾源县人民医院	1	1	1	0.972	1	0.953	1	1	0.859	0.906	0.774	0.701	0.759	0.911
14	彭阳县人民医院	0.953	1	1	1	1	0.975	1	1	1	1	1	1	0.931	0.994
	平　均	0.953	0.985	0.983	0.969	0.974	0.986	0.956	0.978	0.962	0.952	0.884	0.942	0.931	0.958

2009—2012 年贺兰县人民医院、惠农区人民医院、海原县人民医院、彭阳县人民医院保持了连续 DEA 有效，其他决策单元的效率变化均是先降、后升、再降的过程。

利用 BCC 模型和 CCR 模型测得 2000—2012 年宁夏县级综合医院的平均效率来看，综合技术效率中，泾源县人民医院的平均效率最低（0.911），盐池县人民医院的平均效率最高（0.995），纯技术效率中，西吉县人民医院的效率最低（0.951），而惠农区县人民医院、泾源县人民医院、彭阳县人民医院、盐池县人民医院的效率水平都达到了 DEA 有效的程度（纯技术效率平均分为 1），从测量泾源县人民医院的两类效率得分中可以看出纯技术效率高于综合技术效率。

由于以 BCC 模型和 CCR 模型计算出来的效率值介于 [0，1] 之间，当决策单元 DEA 有效时，计算出来的效率值均为 1，无法进一步比较决策单元之间效率的高低，所以继续利用 DEA 超效率模型重新计算各决策单元效率值，从而进行比较和排序。在综合技术效率中（见表 5-3），彭阳县人民医院效率排名第一，中宁县人民医院、同心县人民医院、西吉县人民医院得分低于 1，位居后 3 名；在纯技术效率中，泾源县人民医院效率得分最高，排名第一位，西吉县人民医院效率得分最低位于最后一名。

表 5-3 2000—2012 年宁夏县级综合医院平均效率得分及排名

规模收益不变（CRS）			规模收益可变（VRS）		
决策单元	超效率 DEA 得分	排名	决策单元	超效率 DEA 得分	排名
彭阳县人民医院	1.491702	1	泾源县人民医院	1.71893	1
惠农区人民医院	1.398965	2	惠农区人民医院	1.678383	2
隆德县人民医院	1.250691	3	彭阳县人民医院	1.643096	3
灵武市人民医院	1.232992	4	青铜峡市人民医院	1.474364	4
永宁县人民医院	1.218918	5	永宁县人民医院	1.467133	5
贺兰县人民医院	1.208786	6	灵武市人民医院	1.386188	6

续表

规模收益不变（CRS）			规模收益可变（VRS）		
决策单元	超效率 DEA 得分	排名	决策单元	超效率 DEA 得分	排名
海原县人民医院	1.189056	7	海原县人民医院	1.332538	7
青铜市医民医院	1.142345	8	贺兰县人民医院	1.308899	8
盐池县人民医院	1.130281	9	隆德县人民医院	1.289411	9
泾源县人民医院	1.084426	10	中宁县人民医院	1.269764	10
平罗县人民医院	1.009418	11	盐池县人民医院	1.164461	11
中宁县人民医院	0.957637	12	平罗县人民医院	1.161854	12
西吉县人民医院	0.926871	13	同心县人民医院	1.003682	13
同心县人民医院	0.926443	14	西吉县人民医院	0.990832	14

5.1.3 县级综合医院效率按区域分析

从地理位置来看，由于在比较川区和山区在各年份的效率时，同样出现了两者效率为 1 的情况，因此进一步使用超效率 DEA 模型进一步计算整体、山区和川区在各年度的得分（见表 5-4）。以综合技术效率来看，整体效率水平为 1.144，低于川区，高于山区，新医改后（2009—2012 年）整体效率得分、山区效率得分低于新医改前，川区的整体效率有所提高，增加 0.225 分，这与使用 BCC 和 CCR 模型所得出的结果一致。以纯技术效率来看，川区的效率水平高于整体和山区，但在个别年份如 2004—2006 年，山区的整体效率高于川区，新医改后，整体、川区和山区的效率均高于新医改前，说明新医改后无论山区还是川区，宁夏县级综合医院的技术水平较以前都有提高。

表 5-4 宁夏县级综合医院整体、山区及川区超效率得分及新医改前后对比

年份/地区			2000年	2001年	2002年	2003年	2004年	2005年	2006年	2007年	2008年	2009年	2010年	2011年	2012年	平均
CRS	整体		1.162	1.166	1.122	1.072	1.205	1.119	1.106	1.236	1.136	1.119	1.267	1.109	1.068	1.144
		均数	1.147									1.141				
	山区		1.16	1.107	1.045	1.139	2.091	1.195	1.313	1.248	1.131	1.121	1.226	1.094	1.058	1.143
		均数	1.270									1.125				
	川区		1.378	1.326	1.254	1.041	1.002	1.091	1.044	1.462	1.246	1.197	2.032	1.215	1.156	1.167
		均数	1.205									1.4				
VRS	整体		1.262	1.289	1.221	1.285	1.289	1.257	1.327	1.456	1.345	1.359	1.595	1.271	1.410	1.333
		均数	1.303									1.409				
	山区		1.218	1.191	1.163	1.318	1.769	1.411	1.728	1.299	1.286	1.402	1.608	1.304	1.276	1.310
		均数	1.376									1.398				
	川区		1.492	1.534	1.374	1.352	1.1	1.186	1.287	1.929	1.506	1.445	2.44	1.319	1.681	1.392
		均数	1.418									1.721				

5.2 DEA 有效性分析

从 DEA 有效性来看（见表 5-5），2001 年整体有效率最高达到 86%，有效性介于 60%~80% 之间的有 2002 年、2004 年、2006 年，届于 50%~60% 的有 2005 年、2009 年、2011 年和 2012 年，有效率为 50% 的有 2000 年、2003 年、2008 年和 2010 年，可以看出随着卫生体制改革的不断深入、政府卫生投入的增加，新医改后 2009—2012 年宁夏县级医疗机构的整体有效性并没有随之增加或较以前有大幅改善，其有效性仅处于 50%~57%，不及 2001—2005 年的 DEA 有效水平。

表 5-5 2000—2012 年决策单元 DEA 有效率

年 份	地 区	DEA 有效	DEA 无效	年 份	地 区	DEA 有效	DEA 无效
2000 年	整体	7 (50)	7 (50)	2007 年	整体	10 (71)	4 (29)
	山区	3 (43)	4 (57)		山区	4 (57)	3 (43)
	川区	4 (57)	3 (43)		川区	6 (86)	1 (14)
2001 年	整体	12 (86)	2 (14)	2008 年	整体	7 (50)	7 (50)
	山区	5 (71)	2 (29)		山区	4 (57)	3 (43)
	川区	7 (100)	0 (0)		川区	3 (43)	4 (57)
2002 年	整体	11 (79)	3 (21)	2009 年	整体	8 (57)	6 (43)
	山区	5 (71)	2 (29)		山区	4 (57)	3 (43)
	川区	6 (86)	1 (14)		川区	4 (57)	3 (43)
2003 年	整体	7 (50)	7 (50)	2010 年	整体	6 (43)	8 (57)
	山区	3 (43)	4 (57)		山区	3 (43)	4 (57)
	川区	4 (57)	3 (43)		川区	3 (43)	4 (57)
2004 年	整体	9 (64)	5 (36)	2011 年	整体	8 (57)	6 (43)
	山区	4 (57)	3 (43)		山区	3 (43)	4 (57)
	川区	5 (71)	2 (29)		川区	5 (71)	2 (29)

续表

年　份	地　区	DEA 有效	DEA 无效	年　份	地　区	DEA 有效	DEA 无效
2005 年	整体	8 (57)	6 (43)	2012 年	整体	7 (50)	7 (50)
	山区	3 (43)	4 (57)		山区	3 (0)	4 (100)
	川区	5 (71)	2 (29)		川区	4 (0)	3 (100)
2006 年	整体	9 (64)	5 (36)				
	山区	4 (57)	3 (43)				
	川区	5 (71)	2 (29)				

从 DEA 无效性来看，2008 年以后宁夏县级医疗机构整体 DEA 无效单位没有呈现逐渐减少的趋势，相反仅在 2009 年与 2011 年决策单元整体无效稍微有所控制，两个年份 DEA 无效水平一样，而 2010 年 DEA 无效单位有增加的趋势，总体趋势是较 2008 年先下降、再上升、再下降、再上升的过程。

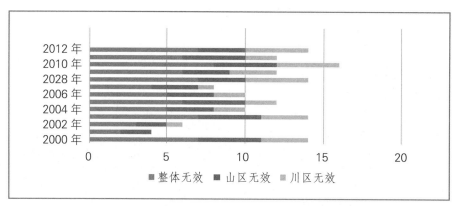

图 5-2　宁夏县级综合医院 DEA 无效性分布

5.3　规模效率分析

在规模收益可变的情况下，通过比较规模收益不变状态下和规模收益可变状态的效率值，可以测得决策单元的规模效率，反映了规模的因素对综合技术效率的影响有多大。

首先通过将原始数据重新编码，可以将面板数据转化为截面数据，即将13个年份的14个决策单元转变为182个决策单元，可以利用BCC模型测得各个年份决策单元的规模效率及所处规模收益状态。测得结果如下表（见表5-6）。

从各决策单元来看，2000—2012年决策单元平均规模效率处于0.776~0.988之间，在13年中处于规模收益递增状态最多的是盐池县人民医院、泾源县人民医院、贺兰县人民医院和惠农区人民医院，均超过10次，处于规模收益递减状态最多的是永宁县人民医院、平罗县人民医院（连续13年）、中宁县人民医院、青铜峡市人民医院、同心县人民医院（连续13年）、西吉县人民医院。

表 5-6　各决策单元平均规模效率及所处规模收益状态

决策单元名称	规模效率	常数项	规模效益递增	规模效益递减
贺兰县人民医院	0.974	1	12	0
永宁县人民医院	0.972	1	0	12
平罗县人民医院	0.776	0	0	13
惠农区人民医院	0.806	2	11	0
中宁县人民医院	0.865	0	0	13
灵武市人民医院	0.970	2	2	9
青铜峡市人医院	0.832	2	0	11
同心县人民医院	0.911	0	0	13
盐池县人民医院	0.965	1	10	2
海原县人民医院	0.984	2	8	3
西吉县人民医院	0.965	0	2	11
隆德县人民医院	0.988	2	6	5
泾源县人民医院	0.832	2	11	0
彭阳县人民医院	0.948	5	8	0

从年份来看，2000—2012 年宁夏县级综合医院整体平均规模效率为 0.911，其中 2000—2006 年呈现了下降趋势，2007 年虽然有上涨，但在 2008—2009 年又回落，2010 年之后维持在一个比较稳定的水平。2000—2008 年平均规模效率为 0.914，2009—2012 年平均规模效率为 0.905（见表 5-7），新医改后低于新医改之前的规模效率，说明规模效率对综合技术效率的影响较以前有所下降，规模的日益扩大并没有促使规模效率随之提升，说明有规模不经济的情况。其中，川区县级综合医疗机构平均规模效率为 0.885，低于山区的平均水平 0.942，说明川区的规模不经济情况较山区明显，且随着川区医疗条件的好转，床位等的扩张，规模效率却没有提升，对综合技术效率的贡献率不高。从年份来看，2000—2010 年川区的规模效率基本处于递减的一个状态，而山区的规模效率基本都处在一个比较高的水平，直到 2011 年才有所回落，山区的规模较川区经济。最后新医改前后，川区的平均规模效率略有所提高，山区的平均规模效率略有所下降。

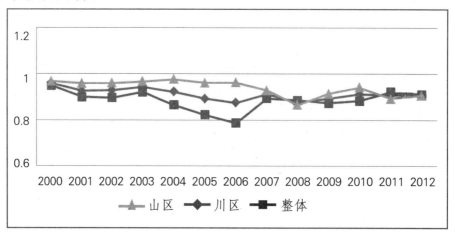

图 5-3　2000—2012 年宁夏县级综合医院规模效率变化

表5-7　宁夏县级整体、山区、川区规模效率比较

地区	2000	2001	2002	2003	2004	2005	2006	2007	2008	2009	2010	2011	2012	平均值
整体	0.959	0.925	0.928	0.943	0.921	0.892	0.874	0.911	0.875	0.893	0.911	0.907	0.909	0.911
	0.914									0.905				
川区	0.949	0.899	0.895	0.920	0.865	0.822	0.786	0.893	0.885	0.873	0.882	0.921	0.911	0.885
	0.879									0.896				
山区	0.968	0.958	0.960	0.966	0.976	0.961	0.962	0.928	0.865	0.913	0.940	0.892	0.906	0.942
	0.949									0.912				

5.4　基于 DEA-Malmquist 指数的县级综合医院运行效率变动分析

医疗机构的生产是一个长期的连续的过程，在这一过程中，生产技术是不断在发生变化的。生产技术的进步对生产率的提高起决定性的作用。由于被评价决策单元涉及多个年份，因此可以通过 DEA-Malmquist 模型来观察由于技术的进步、规模的变化、纯技术效率的变化所带来的决策单元的生产效率的变动，并可以进一步比较新医改前后各评价决策单元生产率的变动。

5.4.1　全要素生产率指数变动年度分析

从总体趋势来看（见表 5-8），宁夏县级综合医院的平均全要素生产率指数（TFP）为 1.007，平均上涨 0.7%，之所以比较低是规模效率增长较慢（规模效率平均增长 0.4%，），并没有实现连续增长而是经历了波浪式的升降过程，其中最低增长率为 2010—2011 年的 -17.1%，最高增长率为 2006—2007 年的 12.9%，说明全要素生产率对决策单元生产率的影响波动较大，新医改前的全要素平均生产率首先经历了一个快速的上涨，达到 12.9%，然后缓慢下降，上下波动了约 25 个百分点；新医改后在经历了一个大幅下降后增长缓慢，上下波动了约 19 个百分点；新医改前全要素生产率的平均变化略低于新医改后，主要是技术变化缓慢，以及规模效率较低造成的，新医改后全要素生产率增长缓慢的主要原因是纯技术效率较低造成的。

表 5-8　新医改前后宁夏县级综合医院全要素生产率的变动

年　份	综合技术效率变化	技术变化	纯效率变化	规模效率变化	全要素生产率变化
2001 年	1.034	0.850	1.018	1.015	0.879
2002 年	0.997	1.016	1.002	0.995	1.013
2003 年	0.986	1.039	1.001	0.985	1.024
2004 年	1.006	1.067	0.997	1.008	1.073

续表

年　份	综合技术效率变化	技术变化	纯效率变化	规模效率变化	全要素生产率变化
2005 年	1.012	0.946	1.009	1.004	0.958
2006 年	0.969	1.055	0.993	0.975	1.022
2007 年	1.023	1.104	0.993	1.030	1.129
2008 年	0.984	0.967	1.014	0.970	0.952
平均	1.001	1.005	1.003	0.997	1.006
2009 年	0.989	1.080	0.992	0.997	1.069
2010 年	0.929	1.196	0.995	0.993	1.111
2011 年	1.065	0.778	1.011	1.054	0.829
2012 年	0.988	1.087	0.993	0.994	1.074
平均	0.993	1.035	0.998	1.010	1.021
2000—2012 平均	0.998	1.009	1.002	0.996	1.007

5.4.2　全要素生产率指数变动按决策单元分析

从被评价决策单元来看（见表 5-9），2000—2012 年全要素生产率平均变化为 0.8%，导致其变化率较低的原因是规模变化较低。其中川区的全要素生产率为 2.5%，规模效率变化较低，为-0.3%，山区的全要素生产变化率为-0.9%，主要原因是技术变化率以及规模效率变化均低于川区。另外地处山区的彭阳县人民医院、中宁县人民医院、盐池县人民医院全要素生产率增长幅度排名前三位为 3.9%、2.9% 和 2.8%，增长幅度处于最后两位的是泾源县人民医院和隆德县人民医院-5.6% 和-5.1%，通过比较全要素生产率变化最高和最低的决策单元发现，技术进步、规模效率增长缓慢，甚至呈现负值是主要差别之所在。

表 5-9　宁夏县级综合医院 Malmquist 指数分析

决策单元名称	综合技术效率变化	技术变化	纯技术效率变化	规模效率变化	全要素生产率变化
贺兰县人民医院	1.014	1.038	1.013	1.001	1.053
永宁县人民医院	0.998	1.017	0.998	1.000	1.015
平罗县人民医院	0.992	1.080	0.995	0.997	1.072
惠农区人民医院	1.000	0.983	1.000	1.000	0.983
中宁县人民医院	1.000	1.029	1.000	1.000	1.029
灵武市人民医院	1.000	1.057	1.000	1.000	1.057
青铜峡市人民医院	0.982	0.983	1.000	0.982	0.966
川区平均	0.998	1.027	1.001	0.997	1.025
同心县人民医院	0.990	0.989	1.002	0.988	0.979
盐池县人民医院	1.000	1.028	1.000	1.000	1.028
海原县人民医院	1.009	0.994	1.008	1.001	1.004
西吉县人民医院	1.012	0.981	1.011	1.001	0.993
隆德县人民医院	0.994	0.955	0.995	0.999	0.949
泾源县人民医院	0.977	0.966	1.000	0.977	0.944
彭阳县人民医院	1.004	1.035	1.000	1.004	1.039
山区平均	0.998	0.992	1.002	0.996	0.991
总体平均	0.998	1.010	1.002	0.997	1.008

5.5　非 DEA 有效单元投入、产出值的投影分析

根据 DEA 计算结果，对 2012 年度纯技术效率非 DEA 有效决策单元的原始投入、产出数据进行优化。根据宁夏县级综合医疗机构的效率值，14 所县级综合医院中有 3 所为 DEA 无效单位，通过投入、产出数据的投影分析，进行优化资源配置。

由表 5-10 可以看出，非 DEA 有效决策单元在投入和产出指标上与理想值均有一定的差距。具体来说，永宁县人民医院在现有投入的基础上可以增加门急诊人次 41341.165 人次，出院人次增加 2481.557 人次，即可实现理想状态。如果在目前的产出状态下，从投入冗余值来看，投入略显不足，总支出可以增加 1713.513 万元，在岗职工人数减少 5.407 人次，实际开放床位数增加-5.978 人次，固定资产投资减少 1890.45 万元，即可实现生产前沿面上的投影。平罗县人民医院及隆德县人民医院的资源优化配置同样可以参见表 5-10。

表 5-10 纯技术效率非 DEA 有效决策单元投入、产出投影分析

决策单元 2	变 量	原始值	投入冗余值	产出不足值	理想值
永宁县人民医院(TE=0.977)	总收入	71082	0	0	71082
	门急诊人次	190633	0	41341.165	231974.165
	出院人次	9920	0	2481.557	12401.557
	总支出	75100	-1713.513	-736.597	72649.890
	在岗职工人数	237	-5.407	0	231.593
	实际开放床位数	262	-5.978	0	256.002
	固定资产总值	82855	-1890.45	-30364.947	50599.599
决策单元 3	变 量	原始值	投入冗余值	产出不足值	理想值
平罗县人民医院(TE=0.945)	总收入	73649	0	0	73469
	门急诊人次	190782	0	3575.804	226487.804
	出院人次	9540	0	2210.962	11750.962
	总支出	74300	-3316.972	0	90983.028
	在岗职工人数	650	-35.633	-256.253	358.114
	实际开放床位数	262	-14.363	0	247
	固定资产总值	79285	-452.100	-40970.494	37862.406

续表

决策单元13	变 量	原始值	投入冗余值	产出不足值	理想值
	总收入	53317	0	998.559	54315.559
	门急诊人次	89134	0	44624.263	133758.263
隆德县	出院人次	11103	0	0	1103.00
人民医院	总支出	52997	−2837.594	0	50159.406
(TE=0.946)	在岗职工人数	179	−9.584	0	169.416
	实际开放床位数	260	−13.921	0	246.079
	固定资产总值	6582	−3524.170	−29580.369	32715.461

5.6 包含非期望产出的县级综合医院效率测量

生老病死之事是自然规律，由于疾病而出现在医院的死亡不是医疗机构所能控制的，这被称为医疗机构的非期望产出，包括门急诊死亡人数、出院死亡人数、医院医疗事故、药品不良反应事件等，这些后果是医疗机构在进行生产时所出现却又不期望发生的，甚至是尽量避免的，但却是客观存在的。本研究收集了2007—2012年的宁夏县级医疗机构的门急诊死亡人数、出院死亡人数等数据，并将两个数据合并计算，想比较一下包含非期望产出与不包含非期望产出的效率是否有差别。

以超效率DEA模型测量2007—2012年的各决策单元包含非期望产出与不包含非期望产出的效率，结果见表5–11。2007—2012年包含非期望产出与非期望产出的决策单元综合技术效率测量中，各决策单元虽然在具体的效率值上存在不同，但经过配对样本的t检验，t=−0.931，p=0.367>0.05，两组效率值上的差异并不具有统计学上的差异（见表5–12）。随后又分别计算了决策单元整体、山区、川区在不同年份的效率差异以及平均效率上的差异，发现每两组比对都不存在统计学上的差异，p值均大于0.05。这与一些国际、国内相关文献的研究结果不一样，文献上显示，将非期望产出纳入 DEA 模型，会使得效率的区分度变高，同时同一决策单元的效率值会下降。本研究结果发现，包含与不包含非期望产出的效率测量在结果上没有差异，分析原因可能是县一级医疗机构的门急诊死亡人数、出院死亡人数都相当低，甚至没有，一些高危病人很早就转到县级医疗机构以上的医院去救治了，但在对医疗机构效率的测量中，该类指标如死亡人数、诱导需求等应给予考虑。

表 5-11　2007—2012 年包含与不包含非期望产出决策单元
综合技术效率比较及排名

序号	条件	决策单元	综合技术效率均数	排名	条件	纯技术效率	排名
1		贺兰县人民医院	1.177	6		1.396	NO
2		永宁县人民医院	1.048	7		1.060	9
3		平罗县人民医院	0.825	13		1.234	7
4		惠农区人民医院	2.428	1		2.017	1
5		中宁县人民医院	0.949	12		1.025	10
6		灵武市人民医院	1.149	5		1.516	2
7	包含非期望产出	青铜峡市人民医院	1.016	8	不包含非期望产出	0.914	12
8		同心县人民医院	0.746	14		1.089	8
9		盐池县人民医院	1.011	9		0.946	13
10		海原县人民医院	1.346	3		1.326	6
11		西吉县人民医院	0.964	11		0.868	14
12		隆德县人民医院	1.527	2		1.394	4
13		泾源县人民医院	0.994	10		0.963	11
14		彭阳县人民医院	1.156	4		1.394	5
$t=-0.931$，$p=0.367>0.05$							

表 5-12　宁夏县级医疗机构整体、山区、川区包含与不包含
非期望产出效率比较

	2007	2008	2009	2010	2011	2012	平均
山　区 (undesierable)	1.155	1.053	1.139	1.216	1.160	1.112	1.106
山　区	1.248	1.131	1.121	1.226	1.094	1.058	1.113
t=-0.264，p=0.802>0.05							
川　区 (undesierable)	1.109	1.311	1.197	1.344	1.164	1.558	1.227
川　区	1.462	1.246	1.197	2.032	1.215	1.156	1.263
t=-0.681，p=0.526>0.05							
整　体 (undesierable)	1.073	1.079	1.098	1.138	1.130	1.187	1.117
整　体	1.236	1.136	1.119	1.267	1.109	1.068	1.154
t=-2.059，P=0.109>0.05							

5.7　县级综合医院适宜规模探索

通过以上对宁夏县级综合医院的效率测量，发现新医改后其综合技术效率要低于新医改前，进一步测量其规模效率及其效率变化指数后发现规模效率不高是影响综合技术效率的得分的主要因素。接下来，以县级医院为例，探讨县级综合医院的适宜规模。

近年来在各项政策的支持下，自 2000—2012 年，宁夏县级综合医院的规模迅速扩张，其主要表现是随着卫生投入的增加，卫生服务量迅速提升。医疗机构的床位数是衡量其规模的一个主要方面，以医疗机构的床位数作为自变量测量其对规模效率的影响。

首先将各县级医疗机构的面板数据通过重新编码等技术转化为截面数据，将 14 个决策单元转化为 182 个决策单元，并计算各医疗机构在各年

份的规模效率得分，计算方法为数据包络分析，以超效率得分来表示。将获得的数据录入 SPSS18.0，通过相关分析，及进行回归分析中的曲线拟合（curve estimation）分析，找出规模效率得分处于上升阶段的适宜床位区间。

5.7.1　县级综合医院实际开放床位数与规模效率的关系

针对宁夏县级综合医院影响效率的因素有哪些？有一部分人提到了规模的因素。如盐池县人民医院的某位医务工作者说："这两年我们院的业务量明显上升，我们在政府的帮助下，同时在银行贷款盖大楼，就快使用了。"其实规模在带来收益的同时，也会增加医疗机构的财务风险，当规模达到一定程度的时候也会出现规模收益递减，影响到医疗机构的效率。

表 5-13　宁夏县级综合医院实际开放床位与各年度规模效率

序号	决策单元	床位	规模效率	序号	决策单元	床位	规模效率	序号	决策单元	床位	规模效率
1	001	147	0.993	62	046	169	0.942	123	0811	250	0.877
2	002	170	0.880	63	047	300	0.794	124	0812	132	0.997
3	003	300	0.837	64	048	219	0.993	125	0813	100	0.549
4	004	60	0.772	65	049	130	0.993	126	0814	181	0.873
5	005	202	0.908	66	0410	150	1.000	127	091	152	0.999
6	006	100	0.939	67	0411	243	0.969	128	092	170	0.891
7	007	77	0.991	68	0412	132	0.940	129	093	400	0.742
8	008	175	0.971	69	0413	93	0.877	130	094	118	0.800
9	009	102	0.985	70	0414	130	2.629	131	095	391	0.824
10	0010	150	0.978	71	051	128	0.884	132	096	230	0.997
11	0011	195	0.965	72	052	170	0.994	133	097	392	0.755
12	0012	118	0.997	73	053	358	0.726	134	098	310	0.868
13	0013	100	0.972	74	054	100	0.627	135	099	240	0.925
14	0014	97	0.848	75	055	220	0.850	136	0910	269	0.937

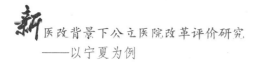

续表

序号	决策单元	床位	规模效率	序号	决策单元	床位	规模效率	序号	决策单元	床位	规模效率
15	011	147	0.991	76	056	169	0.889	137	0911	268	0.953
16	012	170	0.947	77	057	300	0.769	138	0912	150	0.965
17	013	300	0.840	78	058	219	0.990	139	0913	120	0.808
18	014	60	0.760	79	059	130	0.996	140	0914	260	0.921
19	015	202	0.812	80	0510	111	0.877	141	101	152	0.997
20	016	169	0.997	81	0511	243	0.973	142	102	170	0.921
21	017	300	0.896	82	0512	132	0.983	143	103	500	0.693
22	018	197	0.960	83	0513	100	0.853	144	104	118	0.871
23	019	110	0.943	84	0514	130	0.925	145	105	391	0.775
24	0110	150	0.971	85	061	133	0.877	146	106	230	0.581
25	0111	195	0.999	86	062	140	1.000	147	107	392	0.787
26	0112	118	0.997	87	063	300	0.589	148	108	310	0.853
27	0113	100	0.838	88	064	100	0.594	149	109	240	0.943
28	0114	97	0.878	89	065	220	0.792	150	1010	269	0.913
29	021	147	0.982	90	066	225	0.896	151	1011	268	0.950
30	022	170	0.961	91	067	420	0.105	152	1012	150	0.822
31	023	271	0.797	92	068	228	1.000	153	1013	120	0.837
32	024	60	0.672	93	069	130	0.988	154	1014	271	0.879
33	025	204	0.899	94	0610	111	1.000	155	111	152	0.986
34	026	170	0.999	95	0611	243	0.978	156	112	200	0.973
35	027	300	0.930	96	0612	132	0.958	157	113	400	0.827
36	028	219	0.965	97	0613	152	0.757	158	114	118	0.950
37	029	219	0.965	98	0614	214	0.839	159	115	457	0.908

续表

序号	决策单元	床位	规模效率	序号	决策单元	床位	规模效率	序号	决策单元	床位	规模效率
38	0210	150	0.981	99	071	152	0.997	160	116	230	0.972
39	0211	195	0.999	100	072	140	0.943	161	117	392	0.710
40	0212	132	0.999	101	073	303	0.881	162	118	417	0.741
41	0213	92	0.831	102	074	100	0.600	163	119	245	0.968
42	0214	120	0.982	103	075	300	0.847	164	1110	269	0.998
43	031	126	0.989	104	076	230	0.984	165	1111	410	0.864
44	032	170	0.978	105	077	70	0.994	166	1112	260	0.950
45	033	271	0.815	106	078	228	0.867	167	1113	120	0.712
46	034	100	0.911	107	079	150	0.896	168	1114	280	0.997
47	035	204	0.904	108	0710	111	0.990	169	121	152	0.955
48	036	170	0.999	109	0711	239	0.869	170	122	262	0.937
49	037	300	0.841	110	0712	132	0.997	171	123	262	0.822
50	038	219	0.990	111	0713	100	0.903	172	124	118	0.976
51	039	130	0.993	112	0714	130	0.880	173	125	457	0.883
52	0310	150	0.991	113	081	152	0.995	174	126	230	1.088
53	0311	195	0.945	114	082	170	0.998	175	127	500	0.744
54	0312	132	0.991	115	083	368	0.750	176	128	447	0.654
55	0313	90	0.842	116	084	100	0.779	177	129	240	0.998
56	0314	120	0.994	117	085	300	0.906	178	1210	300	0.947
57	041	126	0.972	118	086	230	1.000	179	1211	461	0.634
58	042	170	0.992	119	087	361	0.768	180	1212	260	1.000
59	043	310	0.649	120	088	249	0.864	181	1213	120	0.725
60	044	100	0.728	121	089	250	0.932	182	1214	280	0.884

续表

序号	决策单元	床位	规模效率	序号	决策单元	床位	规模效率	序号	决策单元	床位	规模效率
61	045	204	0.891	122	0810	238	0.965				

注：编码末位：0.贺兰县人民医院；1.永宁县人民医院；2.平罗县人民医院；3.惠农区人民医院；4.中宁县人民医院；5.灵武市人民医院；6.青铜峡市人民医院；7.同心县人民医院；8.盐池县人民医院；9.海原县人民医院；10.西吉县人民医院；11.隆德县人民医院；12.泾源县人民医院。

5.7.2 散点图

根据各决策单元在各年度实际开放床位数与规模效率得分数据（见表5-13），绘制二者之间的散点图（见图5-4），经目测，排除极大值与极小值，二者之间并非简单的线性关系，故进一步做曲线拟合。

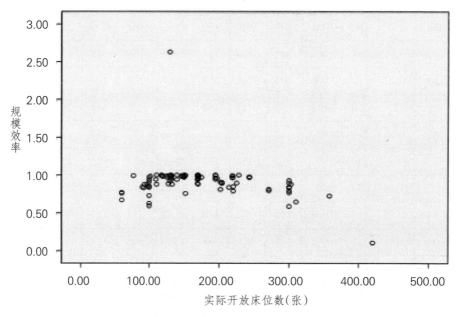

图5-4 实际开放床位数与规模效率得分散点图

5.7.3 曲线拟合结果

经回归分析中的曲线拟合分析，得到如下结果，通过与线性模型、二次方模型、三次方模型、对数函数模型、幂指数模型进行吻合，发现以下

3种模型较好地描述了实际开放床位与规模效率得分之间的关系，从显著性来看，P=0.000<0.05均具有统计学意义，但从 R 方值来看，三次方模型的相关系数最大，对二者之间的关系表现力最强。

表5–14　模型汇总和参数估计值

方程	模型汇总					参数估计值			
	R 方	F	df1	df2	Sig.	常数	b1	b2	b3
线性	.073	14.171	1	180	.000	1.002	.000		
二次	.130	13.337	2	179	.000	.813	.001	−3.654E−6	
三次	.179	12.961	3	178	.000	.422	.007	−2.865E−5	3.123E−8

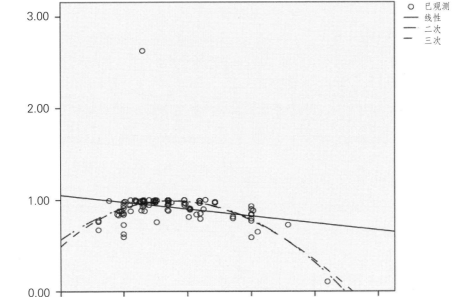

图5–5　实际开放床位数与规模效率的拟合

以下是三次方函数下的规模效率得分与实际开放床位数的曲线图：

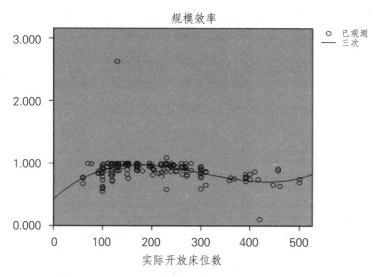

图 5-6　实际开放床位数与规模效率的三次方拟合

根据模型汇总和参数估计值，可以写出实际开放床位数和规模效率得分的三次方函数：

$$Y=-3.123*10^{-8}*X^3+0.07*X+0.422$$

在实际有效的床位取值范围内 [60，500]，当实际开放床位数介于 [60，120] 之间时，该三次方函数处于单调递增函数，此时的规模效率得分随着实际开放床位数的增加而增长；当实际开放床位数介于 [120，220] 时，规模效率得分基本处于最高阶段；当实际开放床位数介于 [220，420]，规模效率得分缓慢下降，随后缓慢增长，在实际开放床位数为 500 时，依然没有达到规模效率最高点。从该曲线的最后趋势来看，当实际开放床位数超过 500 时，规模效率会进一步增长，意味着比县级医院更高规模的医院随着床位数的增加可能会有更高的规模效率。

基于新医改后宁夏县级医疗机构运行效率的变化及原因，我们还访谈部分县级综合医院的院长及财务人员。从对新医改前后所在医疗机构效率的总体评价上，通过受访者的回答可以发现，大多数受访者认为所在医疗机构新医改前后效率没有发生明显的变化，有 11.9% 的受访者认为低于新医改前，31.4% 的受访者认为高于新医改前。

您认为宁夏县级综合医院的技术效率较新医改前有提高吗？

A. 没有明显变化　　B. 低于新医改前　　　C. 高于新医改前

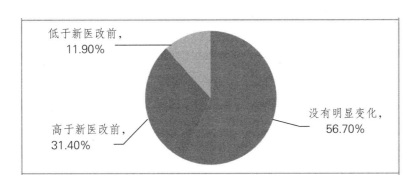

图 5-7　受访者对所在医疗机构效率的评价

宁夏县级医疗机构效率下降的原因。

从受访者提出的宁夏县级综合医院效率低于新医改前的主要原因来看，排在第一位的是规模扩张较快，其次是投入不足和成本过高所致。

如果低于新医改前或没有明显变化，您认为宁夏县级综合医院的效率不高的主要原因是什么？

A. 投入不足　　B. 产出不足　　C. 成本过高　　D. 规模扩张较快

E. 技术进步缓慢　　F. 管理措施不到位　　　G. 其他

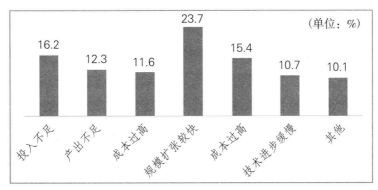

图 5-8　受访者认为所在医疗机构效率不高的主要原因

宁夏县级医疗机构规模扩张的原因。

　　受访者认为导致宁夏县级医疗机构规模扩张的主要原因是医疗机构为了追求利益最大化而出现的诱导需求。而且大多数认为医疗机构存在诱导需求的受访者，认为目前宁夏县级综合医院的诱导需求现象还比较严重，主要表现在小病上。

您认为宁夏县级综合医院规模扩张的主要原因是什么？
A. 卫生需求增加　　B. 诱导需求　　　C. 政府卫生投入增加

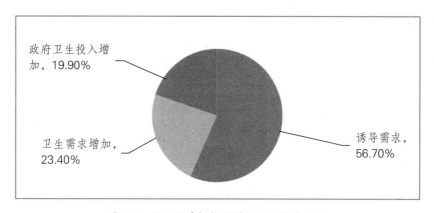

图 5-9　县级医疗机构规模扩张的主要原因

宁夏县级综合医院诱导需求现象。

　　供给者诱导需求是指卫生保健提供者为了其自身的利益，使用他们拥有的知识优势来影响需求。伴随着医疗机构规模的不断扩大，当床位数量突然增加，其他因素都不变的情况下，会导致床位利用率的急剧上升，这种现象被认为是诱导需求的存在。在认为诱导需求会刺激医疗机构的规模的受访者中，继续追问宁夏县级综合医院是否存在诱导需求以及诱导需求现象的严重性，发现大部分受访者（85%）认为诱导需求现象比较严重，10%的人认为不严重，5%的人认为比较严重。

您认为宁夏县级综合医院诱导需求的现象严重吗？
A. 不严重　　B. 严重　　　C. 比较严重　　　D. 没有

第六章　宁夏乡镇（中心）卫生院
运行效率分析

乡镇卫生院是农村三级卫生服务网的枢纽，担负着医疗与公共卫生的双重职能。在对乡镇卫生院的效率进行测量时，根据《国家公共卫生服务基本规范》（2009年版）需要明确两类不同内容的产出，即医疗产出与公共卫生产出。而乡镇卫生院的公共卫生职能包含九大类十四项，因此乡镇卫生院效率测量的指标选取比较重要。另外在效率测量的模型选取上和县级医疗机构不太一样，主要是由于它的双重职能所决定的，可以按照它的工作流程而采用两阶段DEA模型，这样可以分别计算出在医疗工作方面的效率和在公共卫生工作中的效率，同时以二者效率的乘积作为乡镇卫生院的总体效率。因此，本章主要运用数据包络分析方法测量宁夏乡镇（中心）卫生院的运行效率，从宁夏乡镇卫生院的实践看，由于乡镇卫生院的产出均以期望产出为主，所以这里不再考虑非期望产出对效率的影响，并以新医改为时间界限做前后比较分析。

6.1　医疗效率

6.1.1　纯技术效率分析

以在岗医生人数、实有床位、总支出、总收入、总诊疗人次为各投入、产出指标，以MaxDEA 6.3为计算软件，以超效率来表示效率结果，分别计算在规模收益不变和规模收益可变情况下样本乡镇卫生院的效率，并计算 2007—2012 年效率的变化指数。

由图 6-1 和表 6-1 可以看出，2007—2012 年样本乡镇卫生院在规模收益可变状态下，其技术效率得分从 2007 年的 1.044 下降到 2012 年的 1.035，仅有两个年份实现了 DEA 有效（2007 年和 2012 年），新医改前平均得分为 1.0025，新医改后平均得分为 0.9795，经两样本数独立 t 检验，t=1.041，p=0.028<0.05，因此可以看出新医改后宁夏乡镇卫生院医疗服务纯技术效率有所下降。

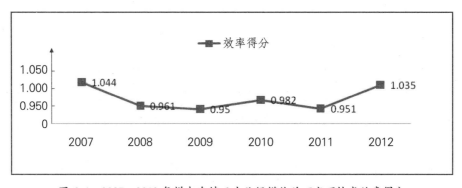

图 6-1　2007—2012 年样本乡镇卫生院规模收益可变下技术效率得分

从普通乡镇卫生院和中心乡镇卫生院的差别来看，2007—2012 年普通乡镇卫生院的平均纯技术效率是 1.070，其中 2007—2012 年 19 所普通乡镇卫生院中，DEA 有效的有 10 所，DEA 有效率达到 52.6%；中心乡镇卫生院的纯技术效率是 0.922，其中在 2007—2012 年 18 所中心乡镇卫生院仅有 2 家实现了 DEA 有效，有效率仅为 11%，远远低于普通乡镇卫生院。经两样本独立 t 检验，t=0.478，p=0.037 <0.05，因此可以说普通乡镇卫生院的效率高于中心乡镇卫生院，可以看出尽管中心卫生院在人力、物力、财力资源方面具有一定优势，但其效率优势没有发挥出来，存在一定的剩余与浪费。

从各样本乡镇卫生院来看，平罗通伏乡卫生院效率最高，达到 1.506，泾源县泾河源镇中心卫生院效率最低，仅为 0.817。

表6-1　样本乡镇卫生院各年度医疗产出纯技术效率

序号	决策单元	2007年	2008年	2009年	2010年	2011年	2012年	平均
1	固原市原州区头营镇卫生院	1.000	0.881	0.921	0.908	1.181	1.032	0.982
2	固原市原州区张易中心卫生院	0.861	0.824	0.959	0.865	0.852	0.834	0.865
3	海原县关桥乡卫生院	1.122	0.894	0.950	0.925	0.865	0.875	0.935
4	海原县李旺镇中心卫生院	0.904	0.930	0.937	0.932	0.815	0.884	0.899
5	贺兰县常信乡卫生院	0.786	0.795	1.043	1.180	0.788	1.161	0.943
6	贺兰县立岗地区人民医院	1.195	1.242	0.882	1.318	0.836	0.684	0.997
7	红寺堡开发区太阳山镇卫生院	0.876	1.053	0.877	1.109	1.292	1.703	1.120
8	惠农区红果子中心卫生院	0.887	0.947	0.896	0.947	0.996	1.162	0.977
9	惠农区园艺镇卫生院	1.703	0.837	0.994	1.163	1.004	1.112	1.107
10	泾源县大湾卫生院	1.043	0.914	0.935	1.055	1.078	1.073	1.014
11	泾源县泾河源镇中心卫生院	0.723	0.842	0.841	0.814	0.795	0.895	0.817
12	灵武市崇兴镇中心卫生院	0.978	0.947	0.901	0.972	0.907	0.832	0.921
13	灵武市郝家桥乡卫生院	0.803	0.855	0.949	0.956	0.945	0.863	0.893
14	隆德县大庄乡卫生院	1.000	0.896	0.948	0.986	1.148	1.333	1.042

续表

序号	决策单元	2007年	2008年	2009年	2010年	2011年	2012年	平均
15	隆德县沙塘镇中心卫生院	0.735	0.893	0.868	0.830	0.819	0.802	0.823
16	彭阳县草庙乡卫生院	0.838	0.879	0.896	0.848	0.837	0.872	0.861
17	彭阳县王洼镇中心卫生院	1.000	0.970	1.000	1.000	1.000	1.000	0.995
18	平罗县通伏乡卫生院	2.116	1.611	1.439	1.948	1.000	1.218	1.506
19	平罗县姚伏镇中心卫生院	0.897	0.889	0.887	0.875	0.891	0.908	0.891
20	青铜峡市大坝乡卫生院	1.136	0.989	0.889	1.015	0.933	0.843	0.963
21	青铜峡市瞿靖中心卫生院	0.828	1.202	0.906	0.908	1.407	1.289	1.068
22	同心县兴隆乡卫生院	0.926	1.151	1.000	1.000	0.905	0.945	0.985
23	同心县预旺镇中心卫生院	0.672	0.954	0.885	0.858	0.849	0.825	0.836
24	吴忠市利通区高闸镇中心卫生院	0.766	0.969	0.937	1.061	0.787	0.744	0.869
25	吴忠市利通区上桥乡卫生院	0.734	0.856	0.820	0.953	1.224	1.110	0.935
26	西吉县将台乡卫生院	1.000	0.933	0.889	0.846	0.955	1.134	0.955
27	西吉县兴隆镇中心卫生院	0.785	0.875	0.883	0.828	0.842	0.870	0.846
28	盐池县高沙窝镇中心卫生院	1.040	0.984	1.282	0.996	1.196	0.947	1.067

续表

序号	决策单元	2007 年	2008 年	2009 年	2010 年	2011 年	2012 年	平均
29	盐池县麻黄山乡卫生院	0.957	1.029	1.012	1.076	1.376	1.029	1.072
30	银川市金凤区丰登镇卫生院	0.904	0.883	1.000	0.859	0.783	2.970	1.081
31	银川市兴庆区掌政中心卫生院	0.858	0.857	0.844	0.867	0.888	0.933	0.874
32	永宁县李俊中心卫生院	0.971	0.839	0.891	0.951	1.000	1.000	0.940
33	永宁县杨和镇卫生院	4.166	1.000	1.000	1.000	0.810	3.144	1.482
34	中宁县喊叫水乡卫生院	1.376	1.617	1.210	1.102	1.047	1.067	1.221
35	中宁县鸣沙镇中心卫生院	0.982	1.000	0.902	0.922	0.838	0.870	0.917
36	中卫市东园卫生院	6.102	0.838	0.976	0.940	0.880	0.852	1.233
37	中卫市宣和中心卫生院	1.000	1.000	0.926	1.000	0.886	0.940	0.958
38	平　均	1.044	0.961	0.950	0.982	0.951	1.035	0.987

6.1.2 综合技术效率分析

由图 6-2 和表 6-2 在规模收益不变情况下，2007—2012 年宁夏样本乡镇卫生院的综合技术效率平均分为 0.911，各年份平均值均处于非 DEA 有效状态，在 37 所样本乡镇卫生院中，有 5 所处于 DEA 有效，有效率为 13.5%，有 32 所处于非 DEA 有效。

以普通乡镇卫生院和中心乡镇卫生来看，普通乡镇卫生院的平均综合技术效率为 0.948，其中 4 所处于 DEA 有效，有效率为 21.1%；中心卫生院的平均综合技术效率为 0.889，其中有 1 所处于 DEA 有效，有效率为 5.56%，经两独立样本 t 检验，t=0.973，p=0.025<0.005，因此可以判断样本普通乡镇卫生院的效率高于中心乡镇卫生院，这与规模收益可变状态下纯技术效率的变化趋势一致，基于综合技术效率和纯技术效率的关系，综合技术效率的变化趋势可能是由纯技术效率的变化所导致，除此之外还应考察规模效率的因素。

从样本卫生院的排名来看，综合技术效率最高的依然是平罗县通伏乡卫生院，效率值为 1.402，效率值最低的是惠农区园艺镇卫生院仅为 0.676。

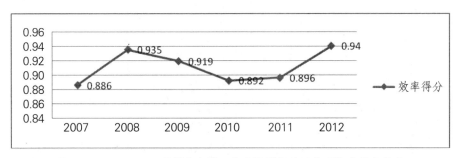

图 6-2 2007—2012 年样本乡镇卫生院规模收益不变下技术效率得分

表 6-2 2007—2012 年样本乡镇卫生院医疗产出综合技术效率得分

序号	决策单元	2007 年	2008 年	2009 年	2010 年	2011 年	2012 年	平均
1	固原市原州区头营镇卫生院	0.913	0.863	0.873	0.877	1.180	0.996	0.944
2	固原市原州区张易中心卫生院	0.811	0.819	0.958	0.865	0.845	0.833	0.854
3	海原县关桥乡卫生院	0.633	0.847	0.867	0.858	0.766	0.796	0.790
4	海原县李旺镇中心卫生院	0.811	0.910	0.934	0.923	0.803	0.881	0.875
5	贺兰县常信卫生院	0.783	0.782	1.009	1.174	0.777	1.080	0.921
6	贺兰县立岗地人民医院	1.194	1.239	0.866	1.163	0.831	0.662	0.967
7	红寺堡开发区太阳山镇卫生院	0.728	1.035	0.747	0.990	1.223	0.812	0.906
8	惠农区红果子中心卫生院	0.819	0.947	0.883	0.993	0.929	1.148	0.949
9	惠农区园艺镇卫生院	1.695	0.791	0.900	0.096	0.952	0.872	0.676
10	泾源县大湾乡卫生院	0.769	0.870	0.869	0.850	0.779	0.924	0.842
11	泾源县泾河源镇中心卫生院	0.674	0.840	0.841	0.812	0.779	0.860	0.798
12	灵武市崇兴镇中心卫生院	0.828	0.923	0.900	0.935	0.899	0.831	0.885
13	灵武市郝家桥乡卫生院	0.727	0.839	0.939	0.955	0.936	0.840	0.869
14	隆德县大庄乡卫生院	0.847	0.896	0.892	0.903	0.886	0.944	0.894

续表

序号	决策单元	2007 年	2008 年	2009 年	2010 年	2011 年	2012 年	平均
15	隆德县沙塘镇中心卫生院	0.636	0.882	0.866	0.815	0.805	0.781	0.793
16	彭阳县草庙乡卫生院	0.779	0.872	0.866	0.827	0.802	0.784	0.821
17	彭阳县王洼镇中心卫生院	0.880	0.942	1.190	1.027	1.116	1.338	1.071
18	平罗县通伏乡卫生院	2.074	1.554	1.276	1.846	1.000	1.000	1.402
19	平罗县姚伏镇中心卫生院	0.802	0.881	0.882	0.871	0.885	0.889	0.868
20	青铜峡市大坝乡卫生院	1.029	0.968	0.878	1.009	0.894	0.843	0.934
21	青铜峡市瞿靖中心卫生院	0.688	1.093	0.902	0.837	1.111	1.244	0.960
22	同心县兴隆乡卫生院	0.737	1.086	1.000	1.000	0.843	0.893	0.919
23	同心县预旺中心卫生院	0.663	0.947	0.868	0.853	0.840	0.822	0.827
24	吴忠市利通区高闸镇中心卫生院	0.699	0.969	0.936	1.008	0.782	0.737	0.847
25	吴忠市利通区上桥乡卫生院	0.717	0.853	0.815	0.931	0.933	1.065	0.879
26	西吉县将台乡卫生院	0.914	0.911	0.867	0.842	0.925	1.081	0.920
27	西吉县兴隆镇中心卫生院	0.753	0.873	0.878	0.825	0.840	0.868	0.838
28	盐池县高沙窝镇中心卫生院	0.961	0.946	0.992	0.951	1.139	0.795	0.959

续表

序号	决策单元	2007 年	2008 年	2009 年	2010 年	2011 年	2012 年	平均
29	盐池县麻黄山乡卫生院	0.787	0.930	0.768	0.933	1.001	0.855	0.875
30	银川市金凤区丰登镇卫生院	0.732	0.872	1.040	0.827	0.781	2.964	1.041
31	银川市兴庆区掌政中心卫生院	0.829	0.852	0.831	0.863	0.788	0.887	0.841
32	永宁县李俊中心卫生院	0.829	0.835	0.887	0.890	1.065	1.019	0.917
33	永宁县杨和镇卫生院	1.472	1.633	1.400	1.584	0.809	1.229	1.321
34	中宁县喊叫水乡卫生院	0.871	0.945	0.904	0.887	0.953	0.927	0.914
35	中宁县鸣沙镇中心卫生院	0.845	0.949	0.900	0.905	0.837	0.869	0.883
36	中卫市东园卫生院	3.978	0.827	0.972	0.938	0.874	0.846	1.142
37	中卫市宣和中心卫生院	0.846	0.856	0.872	0.963	0.839	0.899	0.878
	平　均	0.886	0.935	0.919	0.892	0.896	0.940	0.911

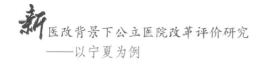

6.2 公共卫生服务效率

6.2.1 纯技术效率分析

以下结果见表6-3，2007—2012 年宁夏样本乡镇卫生院公共卫生服务工作效率平均值为 0.703，其中中宁喊叫水乡卫生院处于最高值（2.084），最低值为彭阳县王洼镇中心卫生院（0.218）。37 所乡镇卫生院仅有 9 所效率值超过 1，其 DEA 有效率为 24.32%。新医改前平均纯技术效率为 0.685，新医改后效率值为 0.716，经统计学 t 检验，t=0.736，p=0.087>0.05，说明新医改前后并没有明显的变化，纯技术效率依然低下，没有提升。普通乡镇卫生院与中心乡镇卫生院相比，中心乡镇卫生院的纯技术效率为 0.575，18 所样本中心乡镇卫生院均处于 DEA 无效状态；普通乡镇卫生院的纯技术效率为 0.831，19 所样本中有 9 所处于 DEA 有效状态，DEA 有效率为 47.4%，经统计学 t 检验，t=0.463，p=0.031<0.05，说明近 6 年来普通乡镇卫生院的纯技术效率要高于中心乡镇卫生院，普通乡镇卫生院技术提高得更快。

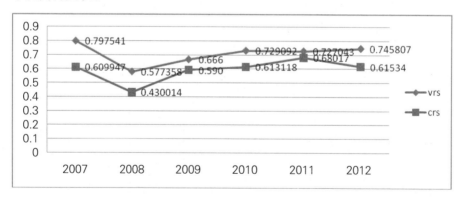

图6-3　2007—2012 年样本乡镇卫生院综合技术效率与纯技术效率得分

表6-3　2007—2012年样本乡镇卫生院公共卫生生产出纯技术效率

决策单元	2007年	2008年	2009年	2010年	2011年	2012年	平　均
中宁县喊叫水乡卫生院	3.267261	4.272871	1.433396	2.47274	2.109615	0.785714	2.084424
红寺堡开发区太阳山镇卫生院	1.364311	0.549578	1.282637	2.544596	1.801562	1.695417	1.398294
固原市原州区头营镇卫生院	1.76378	0.675832	1.114344	1	1	2.920727	1.253523
隆德县大庄乡卫生院	1.422016	1	0.923994	1.235679	1.243559	1.842323	1.244759
同心县兴隆乡卫生院	1.071241	1.646848	1.730504	1.01242	0.930626	0.858553	1.162616
盐池县麻黄山乡卫生院	1.206681	0.949804	1.047823	1	1.759314	1.118462	1.154108
平罗县通伏乡卫生院	0.611111	0.770041	1.260854	2.766917	1	0.929508	1.072979
泾源县大湾乡卫生院	1.341007	0.839594	0.752122	1.292428	1.323183	0.93433	1.051685
永宁县杨和镇卫生院	1	1	1.063455	1.191875	1	1	1.040299
银川市兴庆区掌政中心卫生院	2.422222	0.560363	0.556897	0.914134	1.443773	0.983452	0.996828
盐池县高沙窝镇中心卫生院	1.070344	0.751618	1.122262	1.149276	0.881753	0.846154	0.958236
惠农区园艺镇卫生院	0.709032	0.582567	1	1.885491	0.839461	1	0.931621
海原县关桥乡卫生院	1.113793	0.915932	1.280558	0.784462	0.865488	0.637361	0.909315
贺兰县立岗地区人民医院	0.80838	0.676964	0.783281	1.066315	1.178571	0.921833	0.889881

续表

决策单元	2007年	2008年	2009年	2010年	2011年	2012年	平 均
固原市原州区张易中心卫生院	1	0.636504	0.803091	0.6449	1.153139	1	0.851118
西吉县将台乡卫生院	1.075833	1.214238	0.920017	0.375191	1	0.821014	0.847373
灵武市崇兴镇中心卫生院	1	1	1	1	0.548479	0.577015	0.825514
贺兰县常信乡卫生院	1.025552	0.353502	1.383156	1	0.486224	1.275815	0.823141
银川市金凤区丰登镇卫生院	0.540345	0.821745	1	0.293888	0.37712	2.200163	0.690379
青铜峡市大坝乡卫生院	0.44268	0.517011	1.067486	0.725092	0.947744	0.566035	0.675533
同心县预旺中心卫生院	1.335818	0.466581	0.564326	0.821957	0.443639	0.384209	0.605492
灵武市郝家桥乡卫生院	1	0.521702	0.680145	0.504542	0.452117	0.486044	0.583187
海原县李旺镇中心卫生院	1	0.415311	0.864383	1	0.221526	0.485914	0.581447
中卫市东园卫生院	0.479265	0.817345	0.282423	0.735303	0.658907	0.702687	0.578969
彭阳县草庙乡卫生院	0.567977	0.434194	0.474065	0.542146	0.584838	0.754836	0.550989
吴忠市利通区上桥乡卫生院	0.639188	0.395727	0.429182	0.528311	0.791841	0.604417	0.549231
永宁县李俊中心卫生院	1	0.836309	0.378213	0.431665	0.505667	0.392851	0.548139
西吉县兴隆镇中心卫生院	1	1.078678	0.307419	0.347815	0.400294	0.447099	0.523752

续表

决策单元	2007 年	2008 年	2009 年	2010 年	2011 年	2012 年	平 均
中宁县鸣沙镇中心卫生院	0.373203	1	1	0.301509	0.393975	0.347836	0.498901
中卫市宣和中心卫生院	0.866741	0.163068	0.206041	1	0.469332	1	0.48897
惠农区红果子中心卫生院	0.319338	0.265992	0.282419	0.514765	1.194066	0.815778	0.478671
泾源县泾河源镇中心卫生院	0.679466	0.45222	0.465155	0.396353	0.417014	0.448395	0.468635
青铜峡市瞿靖中心卫生院	0.372351	0.145115	0.460314	0.664299	0.61578	0.457884	0.408674
平罗县姚伏镇中心卫生院	0.296031	0.173085	0.275417	0.288731	0.839017	0.536099	0.349824
隆德县沙塘镇中心卫生院	0.308086	0.349762	0.290982	0.329462	0.370079	0.424043	0.342744
灵武利通区高闸镇中心卫生院	0.52207	0.178771	0.288152	0.25243	0.386103	0.354419	0.312369
彭阳县王洼镇中心卫生院	0.154838	0.133333	0.190315	0.227037	0.329754	0.367151	0.218225
平 均	0.797541	0.577358	0.66558	0.729092	0.727043	0.745807	0.703441

6.2.2 综合技术效率分析

由表 6-4 可知，在规模收益不变状态下，宁夏样本乡镇卫生院公共卫生产出的平均综合技术效率为 0.584，排名第一位的是中宁县喊叫水乡卫生院，效率值为 1.703，效率值最低的是王洼镇中心乡镇卫生院，仅为 0.196，这个结果与纯技术效率排名相同。37 所样本卫生院中仅有 5 所效率值大于 1，DEA 有效率为 13.51%。新医改前的平均综合技术效率为 0.519，新医改后为 0.625，经统计学 t 检验，t=0.847，p=0.715>0.05，可以判断新医改前后并没有变化，新医改前后的平均综合技术效率依然处于无效状态。中心乡镇卫生院和普通乡镇卫生院相比，18 所样本中心卫生院均处于 DEA 无效状态，效率值为 0.473，19 所普通乡镇卫生院有 5 所处于 DEA 有效，有效率为 26.32%，经统计学 t 检验，t=0.481，p=0.032<0.05，说明近 6 年来，普通乡镇卫生院的综合技术效率要高于中心乡镇卫生院，这与前述纯技术效率结果一致。

6.3 样本乡镇卫生院总体效率

通过将乡镇卫生院的医疗产出与公共卫生产出的效率分别核算，可以利用二者的乘积来算出样本乡镇卫生院的总体效率。

结果显示（见表 6-5），样本乡镇卫生院的综合技术效率为 0.609，效率值最高为 1.599，对应的乡镇卫生院是平罗县通伏乡卫生院，效率值最低为 0.21，对应的乡镇卫生院是彭阳县王洼镇中心卫生院，37 所乡镇卫生院效率值大于 1 的仅有 5 所，DEA 有效率为 13.51%。纯技术效率平均值为 0.808，效率值最高为 2.545，对应的乡镇卫生院是中宁县喊叫水乡卫生院，效率值最低为 0.217，对应的乡镇卫生院是彭阳县王洼镇中心卫生院，37 所乡镇卫生院效率值大于 1 的有 11 所，DEA 有效率为 29.72%。从规模效率来看，平均规模效率为 1.512，其中有 24 所乡镇卫生院都处于 DEA 规模有效状态，有效率为 64.86%。

普通卫生院与中心卫生院的效率区别。结果显示，普通乡镇卫生院的

表6-4 2007—2012年样本乡镇卫生院公共卫生产出综合技术效率

决策单元	2007 年	2008 年	2009 年	2010 年	2011 年	2012 年	平均
中宁县喊叫水乡卫生院	2.831203	2.993132	0.907047	2.377989	1.955161	0.68492	1.703961
固原市原州区头营镇卫生院	1.179115	0.67328	0.928695	2.413098	1.902022	1.823646	1.354335
平罗县通伏乡卫生院	0.502659	0.657132	1.25549	2.765202	2.573778	0.746078	1.140609
红寺堡开发区太阳山镇卫生院	1.205753	0.476778	1.00526	1.514503	1.462016	1.519694	1.11722
隆德县大庄乡卫生院	1.272212	1	0.590654	1.082914	1.155954	1.399022	1.046828
西吉县将台乡卫生院	0.864378	0.558303	0.744816	0.372198	6.045889	0.787621	0.927603
泾源县大湾乡卫生院	1.247824	0.709394	0.689797	0.987092	1.26504	0.748902	0.910839
同心县兴隆乡卫生院	1.013236	0.849646	1.529299	0.70596	0.914201	0.639815	0.903412
永宁县杨和镇卫生院	1.385101	0.612723	0.79702	0.590681	1.171704	0.932296	0.870943
贺兰县立岗地区人民医院	0.761231	0.670335	0.716133	1.054113	0.97043	0.908405	0.835261
银川市兴庆区掌政中心卫生院	0.99713	0.500983	0.51486	0.838031	1.406662	0.939884	0.811206
盐池县麻黄山乡卫生院	0.756968	0.477685	0.801962	0.71623	1.443919	0.613458	0.754152
灵武市郝家桥乡卫生院	6.2070072	0.391079	0.541258	0.501893	0.4037	0.415339	0.692795
中宁县鸣沙镇中心卫生院	0.278772	2.903694	2.367237	0.301071	0.387706	0.341221	0.651291

续表

决策单元	2007年	2008年	2009年	2010年	2011年	2012年	平均
固原市原州区张易中心卫生院	0.698986	0.38358	0.542959	0.580483	1.148162	0.751449	0.646344
盐池县高沙窝镇中心卫生院	0.787739	0.663068	0.446734	0.978681	0.641937	0.355772	0.611246
银川市金凤区丰登镇卫生院	0.331409	0.401858	4.474219	0.278489	0.152634	1.837999	0.599782
海原县关桥乡卫生院	0.155682	0.769245	1.254488	0.733582	0.755356	0.522427	0.593016
贺兰县常信乡卫生院	0.730176	0.22431	1.145506	1.486724	0.120471	1.158834	0.582195
吴忠市利通区上桥乡卫生院	0.624393	0.364157	0.376213	0.528286	0.791347	0.603713	0.527685
灵武市崇兴镇中心卫生院	0.425354	0.361436	0.726264	0.529094	0.540901	0.49813	0.501547
彭阳县草庙乡卫生院	0.565192	0.343692	0.472325	0.516233	0.436995	0.690455	0.492618
西吉县兴隆镇中心卫生院	1.343301	0.690104	0.304632	0.346499	0.367331	0.37874	0.488646
同心县预旺中心卫生院	0.965965	0.447438	0.537656	0.418329	0.433015	0.295003	0.481217
惠农区园艺镇卫生院	0.447556	0.197443	1	0.768073	0.503663	0.320415	0.471256
中卫市东园卫生院	0.324651	0.353636	0.263235	0.651566	0.658046	0.702206	0.456912
海原县李旺镇中心卫生院	0.795794	0.346374	0.549003	0.624123	0.1965	0.453406	0.450997
青铜峡市大坝乡卫生院	0.161693	0.298528	0.688501	0.598816	0.712161	0.564352	0.447198

续表

决策单元	2007 年	2008 年	2009 年	2010 年	2011 年	2012 年	平均
泾源县泾河源镇中心卫生院	0.677958	0.451211	0.418845	0.394695	0.416883	0.346189	0.440424
惠农区红果子中心卫生院	0.313642	0.223378	0.233038	0.513022	0.899988	0.808232	0.427368
永宁县李俊中心卫生院	0.405083	0.461732	0.325078	0.389645	0.477398	0.38817	0.404652
中卫市宣和中心卫生院	0.351538	0.154843	0.194881	0.469281	0.454997	0.630455	0.335574
平罗县姚伏镇中心卫生院	0.279614	0.126278	0.274874	0.277487	0.827764	0.52428	0.324555
隆德县沙塘镇中心卫生院	0.305149	0.343816	0.280413	0.267579	0.340222	0.382469	0.317498
吴忠市利通区高闸镇中心卫生院	0.494562	0.164534	0.276364	0.250973	0.36388	0.343445	0.298355
青铜峡市瞿靖中心卫生院	0.217309	0.125531	0.289314	0.344044	0.482634	0.456266	0.290252
彭阳县王洼镇中心卫生院	0.139944	0.100789	0.183098	0.225561	0.275341	0.35601	0.196234
平　均	0.609947	0.430014	0.590411	0.613118	0.68017	0.61534	0.584163

综合技术效率为0.789，纯技术效率为1.070，规模效率为1.045；中心乡镇卫生院的综合技术效率为0.429，纯技术效率为0.531，规模效率为2.003。经统计学 t 检验，t=0.749，p=0.039<0.05，可以推论出普通乡镇卫生院的综合技术效率、纯技术效率高于中心乡镇卫生院，规模效率低于中心乡镇卫生院，说明中心乡镇卫生院虽然具有规模的优势，但在目前技术的水平以及现有的资源配置上不尽合理。

从乡镇卫生院效率低下的环节可以看出，乡镇卫生院在公共卫生方面的综合技术效率和纯技术效率均低于在医疗方面的效率，致使乡镇卫生院的总体效率低下。

表6-5　样本乡镇卫生院技术效率和规模效率

决策单元	规模收益不变			规模收益可变			规模效率
	X_1	X_2	X	Z_1	Z_2	Z	X/Z
1	0.94	1.35	1.27	0.982	1.254	1.231	0.767
2	0.854	0.646	0.552	0.865	0.851	0.736	1.160
3	0.790	0.593	0.468	0.935	0.909	0.850	0.929
4	0.875	0.451	0.395	0.899	0.581	0.523	1.674
5	0.921	0.582	0.536	0.943	0.823	0.776	1.187
6	0.967	0.835	0.808	0.997	0.890	0.887	1.090
7	0.906	1.117	1.012	1.12	1.398	1.566	0.579
8	0.949	0.427	0.406	0.977	0.479	0.468	2.029
9	0.676	0.471	0.319	1.107	0.932	1.031	0.655
10	0.842	0.911	0.767	1.014	1.052	1.066	0.790
11	0.798	0.440	0.351	0.817	0.469	0.383	2.084
12	0.885	0.502	0.444	0.921	0.826	0.760	1.164
13	0.869	0.693	0.602	0.893	0.583	0.521	1.669
14	0.894	1.047	0.936	1.042	1.245	1.297	0.689

续表

决策单元	规模收益不变			规模收益可变			规模效率
	X₁	X₂	X	Z₁	Z₂	Z	X/Z
15	0.793	0.317	0.252	0.823	0.343	0.282	2.811
16	0.821	0.493	0.404	0.861	0.551	0.474	1.731
17	1.071	0.196	0.210	0.995	0.218	0.217	4.932
18	1.402	1.141	1.599	1.506	1.073	1.616	0.868
19	0.868	0.325	0.282	0.891	0.350	0.312	2.785
20	0.934	0.447	0.418	0.963	0.676	0.651	1.436
21	0.960	0.290	0.279	1.068	0.409	0.436	2.199
22	0.919	0.903	0.830	0.985	1.163	1.145	0.802
23	0.827	0.481	0.398	0.836	0.605	0.506	1.634
24	0.847	0.298	0.253	0.869	0.312	0.271	3.120
25	0.879	0.528	0.464	0.935	0.549	0.514	1.712
26	0.920	0.928	0.853	0.955	0.847	0.809	1.137
27	0.838	0.489	0.409	0.846	0.524	0.443	1.891
28	0.959	0.611	0.586	1.067	0.958	1.022	0.938
29	0.875	0.754	0.660	1.072	1.154	1.237	0.707
30	1.041	0.600	0.624	1.081	0.690	0.746	1.395
31	0.841	0.811	0.682	0.874	0.997	0.871	0.965
32	0.917	0.405	0.371	0.94	0.548	0.515	1.780
33	1.321	0.871	1.151	1.482	1.040	1.542	0.857
34	0.914	1.704	1.557	1.221	2.084	2.545	0.359
35	0.883	0.651	0.575	0.917	0.499	0.457	1.930
36	1.142	0.457	0.522	1.233	0.579	0.714	1.600
37	0.878	0.336	0.295	0.958	0.489	0.468	1.874

续表

决策单元	规模收益不变			规模收益可变			规模效率
	X_1	X_2	X	Z_1	Z_2	Z	X/Z
平均值	0.919	0.651	0.609	0.997	0.782	0.808	1.511

注：X_1 代表医疗产出的综合技术效率；X_2 代表公共卫生产出的综合技术效率；X 代表样本乡镇卫生院整体的综合技术效率；Z_1 代表医疗产出的纯技术效率；Z_2 代表公共卫生产出的纯技术效率，Z 代表样本乡镇卫生院整体的纯技术效率；X/Z 为样本乡镇卫生院整体的规模效率。

从年份来看（见表6-6），近6年来样本乡镇卫生院的平均综合技术效率为 0.537，平均纯技术效率为 0.698，新医改前平均综合技术效率为 0.48，纯技术效率为 1.002，新医改后平均综合技术效率为 0.569，纯技术效率为 0.979，经统计学 t 检验，t=0.863，p=0.046<0.05，说明新医改后乡镇卫生院的综合技术效率略有提高，纯技术效率有所下降，可以判断乡镇卫生院整体的规模效率在新医改后有所提升。但存在的问题是新医改前后的效率值均偏低，乡镇卫生院效率提升的空间依然很大。

表6-6　新医改前后样本乡镇卫生院技术效率对比

年　份	C_1	C_2	CRS	V_1	V_2	VRS
2007	0.610	0.886	0.540	0.798	1.044	0.833
2008	0.430	0.935	0.402	0.577	0.961	0.554
新医改前平均	0.520	0.910	0.48	0.6875	1.003	1.002
2009	0.590	0.919	0.542	0.666	0.95	0.633
2010	0.613	0.892	0.547	0.729	0.982	0.716
2011	0.680	0.896	0.609	0.727	0.951	0.691
2012	0.615	0.94	0.578	0.746	1.035	0.772
新医改后平均	0.625	0.912	0.569	0.717	0.980	0.979
整体平均	0.589	0.911	0.537	0.707	0.987	0.698

注：C_1 为样本乡镇卫生院医疗产出综合技术效率，C_2 为样本乡镇卫生院公共卫生产出综合技术效率，CRS 为样本乡镇卫生院整体综合技术效率；V_1 为样本乡镇卫生院医疗产出纯技术效率，V_2 为样本乡镇卫生院公共卫生产出纯技术效率，VRS 为样本乡镇卫生院整体纯技术效率。

6.4 乡镇卫生院效率影响因素的多元回归分析

由于对宁夏乡镇卫生院采用的是链式框架测量法，无法进一步通过 DEA-Malmquist 观测到影响乡镇卫生院的内部因素有哪些，因此将通过 DEA-Tobit 回归分析考察影响乡镇卫生院效率的环境变量有哪些。

根据以往的文献研究，对可能会影响到宁夏乡镇卫生院效率的因素做如下假设：

（1）乡镇卫生院的规模。本书对乡镇卫生院依据其规模而分为中心卫生院和普通乡镇卫生院，中心卫生院一般比普通乡镇卫生院所处地理位置优越，且所具有的卫生资源更丰富。因此，本书引入虚拟变量 S（S_1 为中心卫生院，S_2 为普通卫生院）代表乡镇卫生院的规模，考察规模因素对乡镇卫生院效率的影响。

假设 1：中心卫生院的效率高于普通卫生院。

（2）人口密度。有研究表明，人口密度越大，医疗机构所辐射的人群越多，所具有的规模效应越明显。因此本书引入变量人口密度（POP-DENS）代表人口密度，考察人口密度对乡镇卫生院效率的影响。

假设 2：当乡镇卫生院处于人口密度越高的地区，所具有的效率越高。

（3）农村居民的纯收入和卫生保健支出占总消费支出比。这两个变量是从经济角度引入的。当居民收入增加且卫生保健支出占总消费支出比提高，说明卫生需要转化为卫生需求的条件具备，促进医疗服务的消费，从而提高乡镇卫生院的效率。

假设 3：农村居民的纯收入尤其是卫生保健占消费支出的提高会从外部促进乡镇卫生院效率的提高。

（4）新农合参合率和人均筹资比。新农合参合率越高，人均筹资比越低，居民去乡镇卫生院就医的动力越强，从而提高其效率。因此，引入变量新农合参合率和人均筹资比。

假设 4：乡镇卫生院所具有的效率与新农合参合率成正比，与人均筹资比成反比。

(5) 财政补助。该指标主要指地方财政卫生支出对乡镇卫生院的支持力度，支持力度越大，可能越会促进乡镇卫生院效率的提高。

假设5：财政补助的增加会促进乡镇卫生院的效率。

在上述假设的基础上，根据表6-7，可以列出影响乡镇卫生院服务效率的 Tobit 回归方程：

$$effi_{it} = \beta_0 + \beta_1 s1_{it} + \beta_2 s2_{it} + \beta_3 pop\text{-}dens_{it} + \beta_4 coverage - NICM_{it} + \beta_5 average$$
$$financing_{it} + \beta_6 from\ government_{it} + \beta_7 income_{it} + \beta_8 expense\ in\ med_{it} + \mu_i + \varepsilon_{it}$$

其中，$effi_{it}$ 为乡镇卫生院的综合技术效率，$\beta_1 \sim \beta_8$ 为各影响因素的系数，β_0 为常数项，i 为各决策单元序号，t 为年份，μ 为随着个体变化而变化，但不随着时间变化而变化且与各影响因素无关的截面效应，ε 为随着个体与时间同时变化的截面效应。

表6-7　Tobit 回归模型中解释变量的说明

变　量	变量说明	预期方向
S_1	$S_1=1$，其余取 0，代表乡镇中心卫生院	+
S_2	$S_2=1$，其余取 0，代表普通乡镇卫生院	−
POP-DENS	人口密度：地区面积/人口数量	+
INCOME	农村居民纯收入	+
EXPENSE-IN MED	卫生保健支出占消费支出比	+
Coverage -NICM	新农合参合率：参保人数/当地实际人口	+
Average financing	人均筹资比：个人医疗保险支出/医保总额	−
invest-government	财政补助：来自于地方政府的各种补助	+

模型1的回归结果显示（见表6-8），乡镇卫生院的规模与其效率相关性显著，且呈反比例关系，乡镇卫生院的规模越大，其效率越高；新农合的参合率和人均筹资比也与乡镇卫生院的效率显著相关，新农合的参合率越高，乡镇卫生院的效率越高，而人均筹资比与乡镇卫生院的效

表 6-8　乡镇卫生院效率影响因素的 Tobit 面板回归结果

解释变量 常数项	模型 1	模型 2	模型 3	模型 4
S_1	0.0067*** (0.223)	0.0033*** (0.134)	0.0063*** (0.426)	0.0027*** (0.318)
S_2	0.741*** (0.001)	0.523** (0.045)	0.654*** (0.002)	0.731** (0.032)
POP–DES	—	7.326** (0.034)	3.487** (0.047)	3.614** (0.035)
INCOME	—	—	6.328*** (0.003)	7.532*** (0.004)
EXPENSE–IN MED	—	—	0.864* (0.091)	0.683* (0.087)
Coverage–NICM	0.934*** (0.002)	0.766*** (0.002)	0.534*** (0.003)	0.912*** (0.001)
Average financing	−0.537** (1.015)	−0.602** (3.027)	−0.813** (2.047)	−0.714** (3.032)
invest–government	—	—	—	0.892** (0.008)
截距项	0.616** (0.057)	0.529** (0.035)	0.126** (0.026)	0.247*** (0.033)
样本容量	37	37	37	37
似然比	42.64	43.33	45.71	42.77

注：括号内的数值为 P 值，*、**、*** 分别表示通过了 10%、5%、1% 的显著性检验。

率成反比。

　　模型 2 在模型 1 的基础上加入回归变量人口密度和农村居民纯收入，发现人口密度与乡镇卫生院的效率成正比，而农村居民收入的高低与乡镇卫生院的效率不相关，其他回归变量的相关性同模型 1。

　　模型 3 是在模型 2 的基础上加入回归变量医疗保健支出占消费支出比，发现该变量与乡镇卫生院的效率不相关。

模型 4 是在模型 3 的基础上加入回归变量政府卫生投入，发现该变量与乡镇卫生院的效率呈显著性相关。

因此，在所选择的变量中，能够影响乡镇卫生院的效率的外部因素有：乡镇卫生院的规模、新农合参合比、人口密度、人均筹资比与政府卫生投入。

6.5 政府农村卫生支出效率分析

政府卫生支出效率[92]是指政府用于医疗卫生事业的资金的使用效率，它的落脚点在于强调医疗机构卫生服务数量和质量的提高，优化资金的配置。

分析政府的卫生支出效率，首先要了解卫生总费用。近年来，宁夏卫生事业发展态势良好，取得了巨大成效。卫生总费用逐年增加，基本解决了卫生资源短缺问题，从第四章的研究结果可以看出，宁夏地区政府卫生投入呈逐年上涨的态势，近年来伴随着农村新型农村合作医疗制度的建立以及医疗卫生体制改革的不断深入，农村的卫生服务体系的建设与发展是政府着力解决的问题，无论是在政策上还是资金上都向农村倾斜，尤其是新医改，自治区政府投入了大量资金用于农村基层医疗卫生服务体系的完善与发展，但这些资金是否最大限度地发挥了作用，即政府卫生支出效率问题从一个方面印证了农村基层医疗机构效率的高低，二者是正相关的关系。

因本研究缺乏县级综合医院的财政补助数据，故以乡镇卫生院的财政补助作为政府卫生支出投入的主要指标，从政府的角度出发，政府为各级医疗机构提供的财政补助其最终目的无非是通过提高相关医疗机构的软硬件等综合实力，从而最终提高其服务能力。

根据相关研究文献，政府卫生支出效率的测量主要以在岗职工人数、实际开放床位数和固定资产总额、总诊疗人次和年末服务常住人口数为主要产出指标。对指标的解释，财政投入主要是指地方财政对乡镇卫生院的卫生支出，在岗职工人数包括了医生、护士和管理人员；固定资产总值是房屋、大型医疗设备等的货币价值，总诊疗人次涵盖了门诊人数和出院人数，是医疗服务产出指标，而年末服务常住人口数主要是指乡镇卫生院在公共卫生方面的产出，包括了乡镇卫生院为辖区居民提供的慢性病健康档案的建立、儿童免疫接种、老年人防保、重性精神疾病管理等所涉及的总人数。从以上分析可以看出地方财政卫生支出效率投入指标单一，产出指标较多，需要进一步筛选。

6.5.1　政府农村卫生支出效率评价指标基本情况

由表6-9及图6-4，可以看出2007—2012年宁夏乡镇卫生院总体的财政收入由102270万元上涨到242909万元，其中2009年后增幅最大，2010年较前一年上涨了80680万元，平均年增长率为18%，可见新医改后地方政府对农村基层医疗机构的支持力度；2007—2012年宁夏乡镇卫生院的在职人工数变化幅度不大，2009年前基本没有变化，之后有所增加，平均年增长率为4%。从实际开放床位数看，从2007年的1497张增加到2012年的2303张，6年内增加了806张，上涨幅度达到53.81%，年平均增长率为8%；从固定资产总额来看，从2007年的161432万元增加到2012年的272151万元，增加了68.59%，年平均增长率为11%，其中2010年较上一年增长幅度最大，为43648万元（21%）；从诊疗人次和年末服务常住人口数来看，总诊疗人次增加较快，从2007年的3417085人次上涨到2012年的4994571人次，上涨了46.16%，年平均增长率为7%，快于年末服务常住人口的年平均增长率2.7%。总体来看，2007年以来在宁夏财政对乡镇卫生院的财政支出日益增加的情况下，乡镇（中心）卫生院的软硬件实力得到增加，从年增长率来看，尤其以固定资产总额、实际开放床位数和总诊疗人次最为明显。另外两类指标变化不明显的原因可能与乡镇卫生院的人员编制数和当地人口数较为固定有关。

表 6-9　2007—2012 年宁夏乡镇卫生院财政补助效率投入、产出指标变化

年份	财政收入（万元）	在岗职工人数（个）	实际开放床位数（张）	固定资产总额（万元）	总诊疗人次	年末服务常住人口数（个）
2007 年	102270	3108	1497	161432	3417085	3614873
2008 年	120547	3084	1893	203505	4055488	4435634
2009 年	131578	3064	2115	203698	3799633	4584998
2010 年	212258	3076	2140	247346	4230863	4058291
2011 年	261495	3519	2389	269925	4620536	4443122
2012 年	242909	3853	2303	272151	4994571	4130469

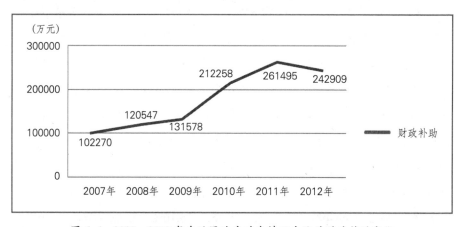

图 6-4　2007—2012 年自治区政府对乡镇卫生院的财政补助变化

6.5.2　政府农村卫生支出效率投入、产出指标相关性

从宁夏乡镇卫生院财政支出效率投入、产出指标分析中可见（见表 6-10），财政收入仅与实际开放床位数、固定资产总值、总诊疗人次在 p 值等于 0.05 或 0.01 的水平上具有相关性，而且相关系数均位于 0.8 以上，属高度相关，因此在产出指标中排除在岗职工人数和年末服务常住人口数。

表 6-10　宁夏乡镇卫生院财政支出效率投入、产出指标相关性分析

指标项目		财政收入	在岗职工人数	实际开放床位	固定资产	总诊疗人次	年末服务常住人口数
财政收入	Pearson 相关性	1					
	显著性（双侧）						
在岗职工人数	Pearson 相关性	.748	1				
	显著性（双侧）	.087					
实际开放床位数	Pearson 相关性	.863*	.601	1			
	显著性（双侧）	.027	.207				
固定资产总值	Pearson 相关性	.967**	.730	.932**	1		
	显著性（双侧）	.002	.099	.007			
总诊疗人次数	Pearson 相关性	.896*	.858*	.849*	.952**	1	
	显著性（双侧）	.016	.029	.032	.003		
年末服务常住人口数	Pearson 相关性	.195	.031	.634	.363	.312	1
	显著性（双侧）	.711	.953	.176	.480	.547	

*. 在 0.05 水平（双侧）上显著相关。**. 在 .01 水平（双侧）上显著相关。

基于以上的相关分析，宁夏财政卫生支出效率分析选取的投入指标为乡镇卫生院的财政补助，选取的产出指标是固定资产总值、实际开放床位数和总诊疗人次（见表 6-11）。

表 6-11　宁夏财政卫生支出（乡镇卫生院）投入、产出指标筛选结果

投入指标	产出指标
财政补助	固定资产、实际开放床位数、总诊疗人次

6.5.3　2007—2012 年政府农村卫生支出效率

从以上相关分析中，将各年份的整体数据视为截面数据，将宁夏地方财政对乡镇卫生院的财政补助作为投入，以固定资产、实际开放床位、总诊疗人次作为产出，以超效率来表示效率得分，计算结果如表 6-12。可以看出 2007—2012 年，宁夏地方财政乡镇卫生院支出综合技术效率值最高

为 1.070，最低为 0.611，6 个年份 DEA 有效率为 33%，DEA 无效率为 67%；从纯技术效率来看，只有 2010 年效率最低为 0.936，DEA 有效率为 83%，DEA 无效率为 17%；从规模效率来看，各年份得分都低于 1，所以也可以看出综合技术效率不高的原因是地方财政支出规模效率得分较低所致，而且自 2008 年以来，地方财政乡镇卫生院支出连续处于规模收益递减状态。

表 6-12　2007—2012 年宁夏地方财政乡镇卫生院支出效率分析

年份	综合技术效率	纯技术效率	规模效率	规模收益状态
2007 年	0.993	1.178	0.842	Increasing
2008 年	1.070	1.289	0.829	Decreasing
2009 年	1.023	1.395	0.733	Decreasing
2010 年	0.690	0.936	0.737	Decreasing
2011 年	0.611	1	0.611	Decreasing
2012 年	0.663	1	0.663	Decreasing

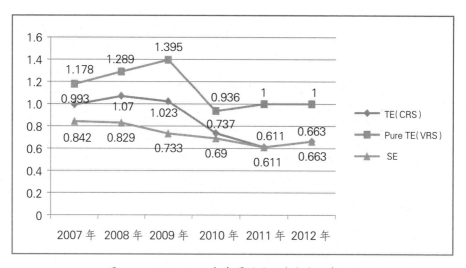

图 6-5　2007—2012 年宁夏财政卫生支出效率变化

6.5.4 投影分析

利用数据包络分析除了可以判断决策单元的效率，还可以判断决策单元效率低下的环节在哪里，并能指明改进的方向。表 6-13 给出了 2007—2012 年宁夏地方财政在乡镇卫生院的投入中所能改进的一些投入和产出的数量。如 2007 年政府对乡镇卫生院的补助为了达到理想状态可以缩减 699.15 万元，实际开放床位可以增加 98 张，固定资产值可以增加 10037.841 万元，目前的总诊疗人次是较为合理的。又如财政支出效率最低的 2011 年，为了达到目标值可以缩减 101603.847 万元，即目前有 101603.847 万元是浪费的，实际开放床位可以增加 160 张，固定资产值较为理想，总诊疗人次可以增加 698297 人次，这样的组合就实现了投入、产出的合理配置。

表 6-13　宁夏地方政府卫生支出投入、产出指标松弛与理想值

年份	财政补助（万元）		实际开放床位		固定资产值		总诊疗人次	
	改进值	理想值	改进值	理想值	改进值	理想值	改进值	理想值
2007 年	−699.15	101570.84	98.009	1497	10037.84	161432	0	3417085
2008 年	8442.45	128989.45	0	1893	0	203505	238925.81	4055488
2009 年	3106.04	134684.04	0	2115	23672.87	203698	731458.98	3799633
2010 年	−65741.60	146516.39	160.808	2140	0	247346	698297.14	4230863
2011 年	−101603.84	159891.15	121.837	2389	0	269925	758582.93	4620536
2012 年	−81699.26	161209.73	228.543	2303	0	272151	428908.10	4994571

第七章 讨论与对策

7.1 讨论

本章内容主要根据上述章节的主要研究结果来进行讨论并得出相应的结论，讨论的内容主要涉及以下几个方面：首先是方法学的讨论，包括数据包络分析法在医疗机构效率测量中的应用、面板数据对于判断医疗机构效率的重要性、Malmquist 指数分析对于分析决策单元效率影响因素的帮助；其次是针对研究结果的讨论，主要包括宁夏县乡两级医疗机构新医改前后效率的变化及原因分析；最后分析上级财政补助的增加对医疗机构效率的影响——以宁夏县级医疗机构为例。

7.1.1 方法学的讨论

（1）数据包络分析法在测量医疗机构运营效率中的应用

随着我国医药卫生体制改革的不断深入，科学地评估改革的成效越来越成为一项艰巨的任务。以何种方式来评判，是我们面临的一个方法学方面的难题，因为在经济学领域，各种测量企业效率的方法伴随着各种需求层出不穷。其主要区别在于参数与非参数的方法，而数据包络分析法作为一种非参数的方法可以处理多投入与多产出的决策单元的效率问题，并且使用简单，无需统一量纲，只要求决策单元具有相同的性质。因此，它具有很强的应用优势，被广泛地应用于各个领域。但在各种研究文献中，我们也发现数据包络分析法在使用中常常会有一些方法学上的限制，这就造成了在测量医疗机构效率时由于评价指标选择不一致，导致测量结果不同。科学地使用数据包络分析法，关键点在于被测量决策单元的投入和产出指标的数量与质量。首先，指标与被评价决策单元之间有一定的关系，指标不能过多，决策单元也不能过多，决策单元的数量最好是评价指标的3倍，否则会过度拥挤，一方面会导致软件运行不畅，另一方面会影响到效率的得分与区分度。其次，各效率测量投入与产出指标之间要具有相关性，即产出是由投入得来的，通常医疗机构的产出离不开其投入，但个别投入由于其对产出的贡献性较小，可以通过相关分析将其删除，当删除之后依然存在指标过多的问题时，可以通过主成分分析对其进行降维以符合数据包络分析的需要。最后，在使用数据包络分析时，还要清楚医疗机构效率测量的框架，并以此为基础甄选投入、产出指标，如本研究中测量县级和乡镇的测量框架不同，选择的指标和模型不同，效率测量的途径也不同。

（2）面板数据与截面数据相结合测量医疗机构的效率

面板数据描述的是某一决策单元在不同时点上各指标的状态，反映了该决策单元连续变化的状态。而截面数据描述的是某一决策单元在某个固定的时间点所处的一种状态。我们在对医疗机构进行效率测量时，除了要评判它在某一时点上的效率，还希望了解较以前决策单元的效率有没有发生改进或退步。如我们要测量决策单元的效率变化，面板数据就非常合适，本研究中，我们最多应用了13年的数据通过DEA-Malmquist指数来观测县级综合医院运行效率的变化，通过测量能够清晰地观测到新医改前后各指标及效率发生的变化。乡镇卫生院也收集了6年的数据，也能较为清楚地观测到其变化趋势。由于计算需要，我们还会测量各决策单元在各时点上的静态效率，那么仅能使用DEA-BCC模型或DEA-CCR模型，而这两种模型只能使用截面数据，通常要对面板数据进行转化，这时就可以把各面板数据通过重新编码转换成截面数据，这样就可以测得各决策单元在某一时点上的静态效率。

（3）Malmquist 指数分析可以发现效率变化原因

Malmquist 指数可以帮助判断各决策单元在不同年份发生变化的原因，这些原因可以总结为纯技术效率的变动、规模效率的变动、技术变化、全要素生产率的变动等。这种分析可以帮助我们发现除了人为因素以外的技术层面的影响效率变动的因素，一旦掌握了这些因素，就会对我们如何改进效率提供方向。当然在使用这种方法时有时会得出些令人无法解释的结果，如得出医疗机构效率的降低是由于技术退步引起的，而现实是技术是不断进步的，那么用这个原因来解释效率的变化就显得有些牵强。但除此以外，我们确实可以用这一指数的变化来解释带来效率变化的非人为的因素。

（4）规模收益的判断

数据包络分析中的 BCC、CCR 模型可以帮助判断决策单元是处于规模收益递增阶段、规模收益下降阶段或者是规模收益不变阶段进行生产。规模收益不变又被称为最适生产规模大小。但与此同时，有人指出这些方法对于技术有效的决策单元的判断是有效的，但对处于生产可能性集合内部的决策单元（技术无效单位），没有机会对其进行规模经济判断。但可以肯定的是技术无效的决策单元一定是处于规模收益的某个阶段的，所以在对决策单元进行规模收益判断时，在判断决策单元是处于技术有效或无效后，然后进一步判断规模收益时，也要考虑无效决策单元的规模收益。

7.1.2 新医改后卫生人力资源数量不能满足县乡医疗机构发展需要

卫生人力资源的短缺是目前宁夏农村医疗机构存在的主要问题。以绝对量和年平均增长率两个指标来考量宁夏县乡两级医疗机构新医改前后的变化，发现新医改后除人力资源外的所有卫生资源都保持着明显的增长趋势。卫生人力资源的年增长率仅为 2.2%，加之卫生人力资源基数小，每年的增长数量屈指可数，另外通过访谈县乡两级医疗机构的部分行政人员和财务人员也发现，目前的卫生人力资源不能满足所在机构的发展需要，尤其是宁夏乡镇卫生院目前平均在职职工数仅有 40.9 人，除了要做好本辖区的基本医疗工作，还要花大量的时间去做公共卫生工作及实现对辖区村卫生室的管理，任务较重，而且这一问题在宁夏普通乡镇卫生院表现得更为明显。普通乡镇卫生院占到总体乡镇卫生院数量的71%，其平均在岗职工人数仅有13.3人，最低在职职工人数仅有6人，直接影响到医疗卫生服务的提供，这与刘鸿宇[93]、马文莉等人[94]对我国西部卫生人力资源的研究结果一致。究其根源，除了社会、人文地理等客观因素外，农村医疗机构本身的卫生人力资源的吸引、保持、发展等激励措施不足是主要原因。以上分析提示我们在制定卫生人力资源政策时要向宁夏农村基层倾斜，同时在无法增加卫生人力资源数量的情况下，要通过培训、交流等措施提高现有卫生人力资源的质量，克服卫生人力资源的瓶颈。

7.1.3 宁夏县级综合医院运行效率有所下降

从宁夏基层县乡两级卫生体系的资源变化看，新医改前后宁夏县乡两级医疗机构在卫生人力、物力、资金等卫生资源以及服务量等方面有了明显的提升，说明了宁夏基层医疗机构向辖区内居民提供医疗服务的能力有所提高。但现有的投入是否转化为有效的产出是政策制定者关心的主要问题。以综合技术效率值来衡量宁夏县乡两级医疗机构的效率，发现2000—2012年宁夏县级综合医院平均技术效率水平低于1，13年来的平均效率水平处于DEA无效状态。这说明存在资源利用率不充分的情况，以新医改为时间点进行前后比较发现，新医改后的综合技术效率较之前有所下降，而纯技术效率有所提高。通过综合技术效率与纯技术效率、规模效率的关系可以看出，引起新医改后综合技术效率下降的主要原因在于规模效率的下降。

从川区和山区来看，以综合技术效率来看，虽然二者在新医改前后均保持了DEA有效性，但进一步通过超效率DEA发现，山区县级综合医院的综合技术效率在新医改后有所下降（0.15），经全要素生产率指数分析，可能的原因包括规模效率较低及技术进步缓慢（主要表现为卫生人力资源素质较低，对大型设备操作不熟练，不会分析检查结果等影响诊断和治疗的现象）。以纯技术效率来看，在不考虑规模的影响后，新医改后无论是山区还是川区县级综合医院的生产率都较之前有所提高。所以，从综合技术效率与纯技术效率、规模效率的关系可以看出，山区县级综合医院效率下降的主要原因也在于规模效率的下降。

以上分析提示，在制定卫生政策和区域卫生规划时应重点关注县级综合医院的规模，特别是控制山区县级综合医院的规模。

7.1.4 规模效率低下是影响县级综合医院运行效率的主要因素

从实际测量来看，影响宁夏县级综合医院综合技术效率水平的最主要的因素就是规模效率低下的问题。通过探索宁夏县级综合医院适宜的床位发现有一部分县级综合医院的床位数已经超出了适宜规模。近年来，在新医改背景下，由于政府投入的增加以及政府区域卫生规划的需要，宁夏县级综合医院的发展势头强劲，出现了建分院、盖大楼，服务量逐年攀升等现象，从2000—2012 年宁夏县级综合医院规模效率的变化趋势上也可以看出，在最初经历了规模效率快速递增之后，出现了规模效率的递减，主要表现为县级医院的规模不经济，即随着规模的扩大，边际收益递减，从而影响到医疗机构的整体综合技术效率。这一结果与董四平[95]等人的研究发现一致，认为我国县级综合医院的规模效率低下且存在规模不经济的现象。进一步探索宁夏县级综合医院规模扩大的原因，我们知道企业的规模与企业的技术条件是有一定关系的。医疗机构规模的扩大必然会导致其服务能力的提高，而服务能力的提高又是以一定的技术条件为前提的，医疗机构的规模既会在技术不断进步的前提下而有扩大趋势，又会受到技术条件的制约。新医改后宁夏县级综合医院的技术水平有所提高，其服务能力也相应提高，规模有扩大的趋势，这是合乎生产发展规律的。但在县级综合医院达到一定规模之后为什么会出现规模效率下降？通过定性访谈发现，促使医疗机构规模不断扩大的主要原因除了政府区域卫生规划、技术进步的因素外，与医疗机构自身的逐利行为是相关的，在利益的驱使下，诱导需求现象较为严重，县级医疗机构有扩大规模的利益倾向。根据文献综述，诱导需求实际上是一种资源的浪费，不必要的检查和治疗带来了资源的极大浪费，本身就是一种非效率，包含这种因素的规模扩大对医疗机构来说是其逐利动机带来的，这也是目前公立医院改革的主要原因，回归公益性。

7.1.5 新医改后宁夏乡镇卫生院的整体运行效率偏低

通过测量发现，宁夏乡镇卫生院的运行效率较新医改前有所提高。这一结果与有的学者的研究[85]结果不同，他们研究发现一些重要的卫生制度的建立，虽然激活了乡镇卫生院的活力，但并没有促使其自身效率发生明显的改变，甚至有下降的趋势，如马桂峰等人[86]研究了新农合实施前后我国乡镇卫生院效率的变化，发现由于规模效率的衰退以及技术效率的衰退，从而使新农合实施后的效率从实施前的 1.566 降低到 1.20。

虽然乡镇卫生院的效率较新医改前有所提高，但整体效率低下的现状不容乐观，如新医改前平均效率值仅为 0.48，新医改后虽有提高也仅为 0.569，卫生资源利用率亟待提高。乡镇中心卫生院和普通乡镇卫生院比较，发现乡镇中心卫生院的纯技术效率、综合技术效率要低于普通乡镇卫生院，仅在规模效率上高于普通乡镇卫生院。可以看出在不考虑规模的影响后，普通乡镇卫生院的效率要高于乡镇中心卫生院，说明普通乡镇卫生院的发展更具有活力。因此，和县级医疗机构相比，乡镇卫生院面临的不是过剩而是不足，是如何提高现有资源的利用率问题。

另外，宁夏乡镇卫生院的公共卫生服务效率远低于医疗服务效率，这种现象的出现与乡镇卫生院的定位有些偏差。和县级医院相比，乡镇卫生院不具有医疗上的优势，它的主要职能是向辖区居民提供公共卫生服务，现在主要工作的效率不及提供医疗服务的效率，提示需加强乡镇卫生院的激励和补偿措施。

通过对乡镇卫生院效率影响因素的 Tobit 回归分析发现，乡镇卫生院的规模、乡镇卫生院所在地区的人口密度、新农合参合率、人均筹资比、财政支持力度是乡镇卫生院效率的主要影响因素，这一结果与李湘君等人[60]对我国农村乡镇卫生院服务效率的测量结果一致。

以上分析提示，在卫生政策制定方面要通过各种激励机制激发乡镇卫生院提高资源利用率，对于普通乡镇卫生院来说可以适当扩大规模，同时加强乡镇卫生院在公共卫生服务方面的激励措施，并适当考虑新农合参合率、人均筹资比、乡镇卫生院的规模、财政支持力度等对乡镇卫生院运行效率的影响。

7.1.6　宁夏基层卫生院资产负债率有增加的趋势，一定程度上影响了医院的规模效率

负债产生的原因分析：一是医疗市场竞争日趋增加，医院为了在竞争中求得生存，改善医疗服务能力及环境，购买大型医疗设备，积极开展基础设施建设，而政府财政投入力度有限，导致医院向银行大量贷款，这也是现在各级公立综合医院负债产生的主要原因；二是医保资金补偿不到位，而随着医疗保障制度扩面提标，各级医疗机构的医疗服务需求显著增长，医保资金使用较大，医保资金补偿不及时，这是造成各医院负债的来源；三是医院人员编制较少，各家医院均自聘了部分员工从事医疗服务工作，这部分人员的工资也需医院自行解决，这也在一定程度上加剧了医院的财政压力；四是药品、耗材采购等资金正常流动形成的负债。适度的负债在提升医院服务能力、完善医院功能、满足患者需求等方面有着积极作用。一旦失控，医院负债前行，就会出现医院资金周转不灵、无法按时还款、资不抵债的情况。因此，各医院要在以后医院发展建设中避免过度建设，适时调整服务价格，增加偿债能力；加大政府扶持和投入力度，在基础建设等方面给予支持，对离退休人员费用及政策性亏损予以全额补助，对大型仪器设备配备采用多元化投融资，减轻政府及医院财政压力；医保部门更要落实医保资金的发放，帮助医院化解负债压力。但从本书的研究结果显示，宁夏基层医院的负债能力有逐年增加的趋势，即医院的规模逐年扩大，医院的规模收益在逐年扩大的同时，会有规模收益递减的风险。

7.1.7　政府卫生支出的效率分析

政府卫生支出是卫生总费用的一个方面，是用来衡量当地政府对卫生

事业的支持程度。而政府卫生支出效率测量的是政府对医疗卫生事业投入的产出效果，落脚点在于资金的使用效率。本研究和以往研究不同的是从微观的角度重点考量自治区政府对当地乡镇卫生院的资金支持效果。2007—2012 年宁夏乡镇（中心）卫生院获得的财政补助逐年上涨，表明了政府对宁夏基层医疗机构的重视。问题是补助增加了，这些补助有没有获得充分的利用，这也能从一个侧面说明乡镇卫生院的投入、产出的不合理。通过数据包络分析显示，2007—2012 年宁夏财政支出的效率并没有出现持续上涨，尤其是新医改后政府卫生支出的综合技术效率达到了最低，这一结果与屠彦[187]等人研究发现虽然整体上我国政府卫生投入的效率较高，但个别省有存在资源的浪费现象是一致的。分析其原因主要是宁夏财政卫生支出的规模收益很低导致，且规模收益自 2008 年就连年处于规模收益递减状态，这一结果与刘丽[189]等人通过 Malmquist 分析得出我国地方政府的卫生支出持续下降，呈现负增长一致。该分析提示政府在进行卫生投入时，在增加投入总量时要改善投入的结构。

7.2 对策

7.2.1 提高资源利用率，从而提升医疗机构运行效率

通过对宁夏县乡两级医疗机构效率的测量，发现尽管新医改后部分医疗机构效率有所提升，但从效率的得分（绝对效率）可以看出，分值并不高，如乡镇卫生院的平均综合技术效率仅为 0.58，资源利用率提升的空间很大，提升的方向可以进一步通过测得现实值与理想值差距的投影分析中获得。

7.2.2 加强乡镇卫生院在公共卫生工作方面的激励措施并加强监管

乡镇卫生院除了担负本地区常见病、多发病的诊疗外，还承担着当地的公共卫生服务工作。从二者的效率比较来看，公共卫生工作的效率较低。得出这一结论的原因，有可能是没有清楚的公共卫生投入指标，但现实也是乡镇卫生院的一套人马同时负责本辖区的公共卫生服务，而且公共

卫生服务大多是一些提供健康教育、建立健康档案、慢性病管理等工作，工作的复杂程度远低于医疗服务，但涉及的人口、名目较多，工作人员的积极性不高，经常有造假的现象出现，效率低下不可避免，建议通过提高政府购买公共卫生服务的价格激发工作人员的积极性，并建立相应的监管措施。

7.2.3 控制宁夏县级医疗机构的规模

随着宁夏卫生总费用的不断上涨、政府卫生支出的不断增加，宁夏县乡两级医疗机构的硬件不断提高，表现在床位、固定资产总值的大幅增长，通过对县乡两级医疗机构运营效率的评价发现，新医改后县乡两级医疗机构的效率并没有如期提升，其主要原因便是规模效率的降低，即医疗机构规模的不断扩大并没有使规模效率提升，反而下降，致使综合技术效率降低，出现了规模不经济的现象。这一点也可以从山区与川区县级医疗机构效率的比较及普通乡镇卫生院与中心乡镇卫生院的比较中也可以看出，规模小或适宜的医疗机构更具有活力，效率水平更高。因此，通过科学的卫生区域规划，适当控制宁夏县级医疗机构的规模有利于提升其效率。

7.2.4 通过提高卫生人力资源的质量提高医疗机构的技术水平

通过全要素生产率分析，医疗机构效率低下的另一个原因是技术增长缓慢，解决技术增长缓慢的关键点在于提高卫生人力资源的素质。宁夏县乡两级卫生机构在新医改后在硬件方面得到了充实，在资源上存在的主要问题就是卫生人力资源短缺，在数量不能快速增加的前提下，提高人力资源的质量可以提高医疗机构的服务能力。政府可以间接地通过加强基层卫生人员培训、卫生人力资源的交流、订单培养医学生等方式提高卫生人力资源的素质，从而提高医疗机构的技术水平。

7.2.5 继续加大政府对卫生事业的投入力度，改善投入结构，体现卫生事业的公益性

通过对卫生总费用增长的分析，可以看出，宁夏卫生总费用每年都在增加，由 2006 年的 38.83 亿元增加到 2011 年的 116.31 亿元，增加了

77.48 亿元。政府、社会、个人卫生支出均处于增长趋势，尤以政府卫生预算支出增长幅度最大。但是从三者所占卫生总费用比重来看，个人所占比重仍然较高，这又说明了政府的投入力度还是不够，卫生事业的公益性质还没有体现出来，而且新医改后政府卫生支出的增速有放缓的趋势。因此，建议自治区政府继续加大卫生事业投入力度，每年对卫生投入的增长幅度要高于每年财政支出的增长幅度，体现卫生事业的公益性。

通过对政府卫生支出效率的分析，提示政府在重视投入的总量基础上，还应注重投入的结构，如合理控制医护比、人员床位比，将部分资金投入用于提高卫生人力资源的素质、关键大型设备的采购等方面，政府的卫生支出应结合具体的区域卫生规划，综合提高医院的软硬件实力。

7.2.6 为实现医院的经常性效率评价，建议建立效率评价系统

充分利用现代信息技术，进行管理手段的创新，建立有效的信息收集分析制度，注重收集效率评价指标，包括死亡率、诱导需求等非期望产出指标，通过效率评价实现医疗机构内部资源的合理配置，提高自身的管理水平，为医改政策的调整提供科学依据。

下篇

第八章 分级诊疗对公立医院
运营效率的影响

8.1 分级诊疗对公立医院运营的影响

分级诊疗是不同级别、不同类型的医疗卫生服务机构承担不同难易程度的疾病诊断服务，让患者能够及时、就近获得所需的医疗服务。实施分级诊疗制度有重要的意义，从供方来说可以提高就诊效率，实现不同医疗机构之间的分工协作，整合医疗资源，提高卫生资源总体效率；从需方来说患者可以体验连续性的医疗卫生服务和健康管理，形成有序的就医格局、减轻患者就医的经济负担，从而提高人民群众的健康水平。

分级诊疗制度首次提出是在 2009 年 3 月颁发的《中共中央国务院关于深化医药卫生体制改革的意见》中，该意见提出要建立城市医院和社区卫生服务机构的分工协作机制，实现"引导"式社区首诊、分级诊疗和双向转诊。从落实情况来看，这一引导性政策由于没有保障机制作为支持，实施效果并不明显。2015 年，公立医院的改革进入攻坚阶段，《国务院办公厅关于城市公立医院综合改革试点的指导意见》提出将破除公立医院的逐利机制和建立分级诊疗就医格局作为公立医院改革的主要目标，以建立科学合理补偿机制为实现路径。同年 9 月，国务院出台了《国务院办公厅关于推进分级诊疗制度建设的指导意见》明确建立分级诊疗制度的重要意义，界定了三级、二级、县级公立医院和基层医疗卫生机构的诊疗服务功能，提出到 2020 年实现"基层首诊、双向转诊、急慢分诊、上下联动"分级诊疗改革模式，建立符合国情的分级诊疗制度；并提出通过财政投入、医保支付等手段建立保障机制引导各级各类医疗机构落实功能定位。

分级诊疗制度实施以来，各地进行了一些有益的探索，取得了一定的效果。从形式上来看，医联体、医疗集团、医疗联盟、远程医疗协作网等成为分级诊疗实施的有力抓手。加大宣传、建立医保支付调节制度，建立政府补偿制度等成为分级诊疗制度实施的有力保障。三级医疗机构的住院人次降低，医保基金支出比例下降，而基层医疗卫生机构住院人次和医保基金支出比例有所上升。对于慢性病，也形成了三级医院专科医师、社区全科医师及健康管理师"三师共管"服务模式推进分级诊疗，提高了基层服务利用率，减轻了患者负担，改善了慢病管理效果。

与此同时，分级诊疗的实施依然存在一定的问题，基层医疗机构服务能力不足、相关政策保障不到位、医保配套政策跟不上、宣传不到位，与患者就医意愿难以改变、医疗机构间利益难以协调，缺乏分工协作、缺乏信息共享平台、缺乏统一的转诊标准等，阻碍了分级诊疗的全面推进。以宁夏为例，2015 年 12 月宁夏出台了《宁夏回族自治区基本医疗保险转诊转院管理暂行办法》，自 2016 年 1 月 1 日起全面实施分级诊疗制度。宁夏通过建立医疗联合体、对口支援精准帮扶、远程会诊、县乡一体化管理等途径实施分级诊疗。目前效果只停留在改变部分患者的就医习惯，患者上转率有所提高，部分病种的医疗费用有所降低的程度。以永宁县人民医院为例，2015 年医院上转城镇居民患者 503 次，2016 年上转城镇居民及城镇职工患者共 2218 次，是 2015 年的 3.45 倍，但 2015 年、2016 年下转患者不到百例，通过访谈发现造成这种局面的原因主要是各级医疗机构基于自己的利益，下转动机不明显，如三级医院和二级医院为了自身的利益，从社区卫生服务中心（站）"抢"患者，三级医院不承认医联体内其他医疗机构向患者开出的诊断资料等现象时有发生；二级、三级医院的管理者也认为医联体的实施一定程度上影响了医院的运营，造成下转不利。可见，宁夏分级诊疗实施的效果并不明显，供方在推行分级诊疗方面存在着基于利益考虑的动机不足。

2013 年，国家卫生和计划生育委员会出台文件，鼓励探索医联体等分级诊疗的实现形式，通过大型公立医院的技术力量带动基层医疗机构的能力提升和共同发展，建立不同层级医疗机构之间的分工协作机制，优化资源配置，推动分级诊疗格局的形成。2015 年，宁夏回族自治区政府出台了《关于推进分级诊疗实施的意见》，开始了对分级诊疗的探索，通过建立医联体和医疗集团建立分级诊疗制度。目前以宁夏医科大学总医院、宁夏回族自治区人民医院、宁夏回族自治区中医医院为龙头组建了医疗集团，在市县则通过市二级和县二级医院为龙头组建了区域内医联体，这对于资源的配置及建机制、强基层起到了一定的推动作用。但从实施的效果来看，目前依然处于初级阶段，无论是区域内还是跨区域的医联体都没有形成内部责任一体、利益一体、发展一体、服务一体、功能定位及分工明确的责任共同体和利益共同体，加之相关配套政策及信息系统的建设不完善等问题，医联体在分级诊疗方面的作用并没有充分发挥出来。

以宁夏为例，自 2015 年开始探索建立各种类型的医疗联合体，该自治区各市根据国家和自治区政府的总体部署，结合各自的情况分别出台了有关分级诊疗的配套文件，在城市主要是通过组建以三级甲等综合医院和专科医院为龙头的"3+2+1"或"3+1"型医联体，建立"名医工作室"，由上级医院定期派专家到基层坐诊、"师带徒"，建立慢性病"三师"共管、团队签约基本公共卫生服务、家庭医生签约服务等促进分级诊疗格局的建立，以该自治区某市医联体为例，2016 年 1—9 月团队签约公共卫生服务 245 万人，门诊诊疗 224 万人，上转 10473 人。医联体内市属公立医院协议签订率 100%，下派专家 1120 人次，诊疗 42643 人次，下转 6918 人。在农村则通过构建以县级公立医院为龙头的县域共同体推进分级诊疗的建立，在体系内主要是通过医疗合作、开展业务技术指导、资源信息共享、远程医疗会诊、健康档案管理、对口支援精准帮扶、县乡一体化管理等途径，同时通过实行差别化的医保报销政策，快速提升基层服务能力，引导患者分级就医。在初见成效的基础上，该省的医联体建立仍处于探索阶段，无论是区域内还是跨区域医联体都没有形成责任一体、利益一体、发展一体、服务一体的功能定位明晰的医疗联合体。在医联体的建立过程中主要存在以下问题：

（1）缺乏统一的质控和双向转诊标准

目前该自治区医联体仅实现了"形式上的整合"，在质控标准上依然延续着各自的标准，这样一来对同一疾病的诊疗规范、用药规范不能协调一致，容易引发相应的质量和安全问题，影响患者的就医选择。在双向转诊标准上，各级医疗机构的技术水平存在较大的差异，在上转过程中，基层医疗机构的医务人员由于自身能力的限制对一些疑难杂症无法准确判断，将一些看似轻微而实则严重的疾病当作"小病"治疗，没能及时上转，耽误了治疗时机。在下转过程中，一方面大医院缺乏下转的动机，另一方面相应的基层机构由于缺乏相应的技术和设备等，存在"接不住"的问题，加之患者对基层的不信任等，下转非常困难。

（2）医联体内各利益相关者基于各自利益的考虑，下转动机不足

目前宁夏医联体实施效果只停留在改变部分患者的就医习惯，患者上转率有所提高，部分病种的医疗费用有所降低的程度。以某县人民医院为例，2015年医院上转城镇居民患者503次，2016年上转城镇居民及城镇职工患者共2218次，是2015年的3.45倍，但2015年、2016年下转患者不到百例，通过访谈发现造成这种局面的原因主要是各级医疗机构基于自己的利益，下转动机不明显，如三级医院和二级医院为了自身的利益，从社区卫生服务中心（站）"抢"患者、三级医院不承认医联体内其他医疗机构向患者开出的诊断资料等等现象时有发生；二、三级医院的管理者也认为医联体的实施在一定程度上影响了医院的运营，造成下转不利。可

见，宁夏分级诊疗实施的效果并不明显，供方在推行分级诊疗方面存在着基于利益考虑的动机不足。

（3）"形式上的整合"使得医联体内的分工协作机制缺乏约束与管理

宁夏在分级诊疗推进过程中存在的各种问题，究其原因在于这种松散的结合方式，使得体系内的这种分工协作机制缺乏约束与管理，如在上转过程中，有些患者并没有真正在基层就诊的过程，却直接跳转到二级以上医疗机构就诊，同时为了享受较高的报销比例，仅在基层医疗机构随意开具转诊证明，尤其是一些慢性病患者通过这种方式最终选择在三级医疗机构治疗或康复，这种表面上的"分级诊疗"，并没有真正意义上实现各级医疗机构的分工协作机制。又如宁夏要求上级医疗机构需要晋升的主治及以上的人员需有基层工作的经历，大量的医生被派到基层，看似实现了优质资源的下沉，但据很多医生反映基层患者较少，在基层工作"很闲"，而所工作的医院却非常缺少人手，这种情况下如何平衡人力资源的调配、避免造成浪费也成为分级诊疗所需要解决的问题。再如不同医疗机构之间缺乏明确的责任主体对患者进行全过程的管理，出现的推诿扯皮，难以做到分级诊疗对患者的连续服务和管理。

8.2　国外分级诊疗研究进展

从世界范围来看，各国卫生体系均面临着服务碎片化、资源利用效率低等共性问题，而分级诊疗（整合医疗）是各国合理利用资源、合理布局诊疗体系的有效措施。

英国建立了分工明确的三级医疗服务网络，初级、二级、三级医疗服务分别承担不同程度疾病的诊治。全科医生负责初级医疗服务，扮演健康"守门人"的角色。英国具有一支高质量的全科医师队伍，通过实行"按人计酬"和"按绩效付费"，全科医生收入的60%来自按人计酬，从而使全科医师获得丰厚的薪金，所以患者转诊不影响医生的报酬，全科诊所与医院之间不存在利益竞争关系。英国的社区首诊受法律保障，社区居民患病后必须先看全科医生，再由全科医生决定患者是否转诊。英国的国民卫生服务体系通过向第三方付费，从社区卫生服务中心和医院购买医疗服务，通过第三方机构有利于规范管理全科医生、提高医疗服务质量。

日本和德国是社会医疗保险体制的国家，根据各自的国情探索了不同的分级诊疗模式。日本建立层级错位、功能协同的三级医疗圈解决医疗卫生资源配置不平衡和就诊病人流向不合理的问题，将双向转诊率作为政府提供专项补助和价格计算的评定标准之一，以建立良性的医疗服务支付制度，激励、补偿医疗机构，使得双向转诊顺利推进，整合医疗服务体系顺利构建。德国建立了以改善患者健康状况、提高生活质量为目标健康金齐格塔尔整合医疗（Health Gesundes Kinzigtal Integrated Care），该项目以收益共享的机制激励医疗机构，最终实现了各方利益共享。

美国没有全民医保，居民根据自身情况投保商业性医疗保险，接受商业保险公司规定的定点医疗机构提供的卫生服务。美国的分级诊疗是建立在层级分明的三级医疗体系之上的，医疗机构间分工合作、实现双向转诊。在美国，私人诊所、护理院、地区卫生教育中心、县卫生局和志愿团体等组成了美国基层医疗服务体系，构建了完善的基层服务网。美国通过保健管理体系和疾病诊断分组（DRGs）支付方式引导、约束患者有序就医。保健管理体系通过经济刺激及组织措施调控供需双方，促进双向转诊的高效运行。疾病诊断分组这种支付方式限定某个病种或手术，规定患者恢复到某种程度必须下转到基层，否则，自付多出来的费用，有效地兼顾了政府、医院、患者各方的利益，有效地推进了双向转诊的实施。

通过分析英国、德国、日本、美国的分级诊疗现状，可以发现日本双向转诊的一些做法很值得借鉴，尤其是日本以双向转诊率为政府补偿评定的标准，对于解决我国各级医疗机构诊疗转诊动力不足、利益分配不均衡等问题具有很好的借鉴意义。

8.3　国内分级诊疗研究进展

国内对分级诊疗的研究主要集中在以下几方面：第一，分级诊疗的现状及问题，如周亚旭等分析了宜昌市分级诊疗制度的实施现状及问题，介绍了宜昌市通过制定转诊目录标准、改革医保政策、创新医保支付方式、借助"互联网+"搭建分级诊疗智能平台等促进分级诊疗体系的建设措施，同时发现基层医疗卫生机构服务能力不足、基层人员工作倦怠、患者基层首诊行为短期内难以形成、分级诊疗配套措施缺位、上下级医疗机构间利益分配机制缺失等阻碍分级诊疗制度建设的问题。第二，分级诊疗的实现路径，如李菲认为我国现有的医疗服务机构应划分为三个职能等级，将一级医院和基层医疗机构划为分级诊疗体系中第一职能等级医疗机构，相应的二级医院为第二职能、三级医院为第三职能等级医疗机构，明确划分了各职能医疗机构承担疾病的诊治程度，并在此基础上指出分级诊疗的两条具体路径，一是除了急诊，医疗服务利用以第一职能等级医疗机构为起点；二是居民对上级医疗机构的利用，应以下级医疗机构医师的推荐为由。第三，分级诊疗的认知情况，如赵忠辉等对徐州市社区居民分级诊疗制度知晓情况及影响因素进行研究，发现710例社区居民中，分级诊疗制度的知晓率为49.2%，认为徐州市社区居民的知晓率有待提高，性别、文化程度、自评健康状况、步行至社区卫生服务的时间等因素影响居民对分级诊疗的知晓情况。第四，分级诊疗对公立医院的影响，如缪丽亚等利用SWOT工具分析分级诊疗对三级医院的影响，认为三级医院面对分级诊疗的机遇是推动自身医疗技术水平的提升、有利于缓解医务人员工作负担，挑战主要有患者流失、政策导向、收入减少等。

8.4　分级诊疗知晓率调查

2015年，银川市卫计委积极部署医联体相关工作，组建了以三级综合医院为龙头、二级医院为枢纽、基层医疗卫生机构为基础的"3-2-1纵向医疗联合体"以及三级医院和基层卫生机构的"3–1纵向医疗联合体"。银川市的医联体是区域内松散型医联体，在没有共同拥有资产所有权的情况下以业务技术为主的模式，同时它也属于纵向整合型医联体，即由一定区域内不同级别或规模医院组建的医联体。其运转方式是将优质医疗资源下沉到基层，通过专家下基层坐诊、传帮带，提升社区卫生中心和乡镇卫生院的服务水平，构建一个布局合理、结构优化、功能完善，以社会公益性为主的基本医疗卫生服务体系，形成急慢分治、上下联动、优势互补的运行机制。本研究通过了解医护人员和社区居民对医联体的认知情况，以及医联体内双向转诊、社区首诊等具体工作的实施开展情况，力图为医联体的发展提供借鉴与参考。

8.4.1 对象与方法

8.4.1.1 调查对象

本研究以宁夏某三级甲等医院为龙头的3-2-1医联体为例，居民调查以该医联体所辐射3公里内的社区居民为调查对象，通过简单随机抽样的方法，在总体估计3000人、误差限为0.1、置信度为95%、预计应答率为70%时，通过 $n_1=\dfrac{t^2p\ (1-p)}{\Delta^2}$ 计算出样本量为116人，实际调查数量为120人，问卷回收率为80%；医护调查采用分层随机抽样的方法，在该医联体内按照不同科室随机抽取49人，问卷回收率100%。

8.4.1.2 研究方法

本研究采用定量与定性相结合的方法，首先通过问卷调查法了解医护人员和居民对医联体的认知及态度，其次通过与医联体内各级医疗机构相关管理人员进行深度访谈，了解目前宁夏医联体实施的现状、医联体运行的动力与阻力因素、采取何种发展策略等。

8.4.2 结果与分析

8.4.2.1 医护人员对医联体认知及态度

（1）医护人员对医联体知晓度

调查发现有55.1%的医护人员表示了解医联体并知道相关政策；12.3%

的人不确定；30.6%的人表示不了解医联体。总体上，样本医联体内医护人员对医联体的知晓度低，仅占55.1%，医联体相关政策的宣传力度还不够，医联体及分级诊疗的观念也没有深入人心，具体见表8-1。

表8-1　医护人员对医联体知晓度

选项	频数（人）	构成比（%）
非常了解	0	0.00
了解	27	55.10
不确定	6	12.30
不了解	15	30.60
完全不了解	1	2.00

（2）医护人员对医联体关注度

调查发现有10.2%的医护人员表示非常关注；46.9%的人表示比较关注；38.8%的人表示一般关注；4.1%的人表示不会关注。总体来看，样本医联体内医护人员对医联体的关注度不是很高，占57.1%，样本医院医联体还处于探索建设阶段，医护人员对其关注度有待提高（见表8-2）。

表8-2　医护人员对医联体关注度

选项	频数（人）	构成比（%）
非常关注	5	10.20
比较关注	23	46.90
一般	19	38.80
不关注	2	4.10

（3）医护人员对医联体认可度

调查发现有14.3%的医护人员对医联体表示非常认可；44.9%的人表示认可；40.8%的人表示不确定，非常不认可与不认可占比均为0。总体来看，样本医联内医护人员对医联体认可程度低，占59.2%，目前医联体的积极成效还没显现（见表 8-3）。

表 8-3　医护人员对医联体认可度

选项	频数（人）	构成比（%）
非常认可	7	14.30
认可	22	44.90
不确定	20	40.80
不认可	0	0.00
非常不认可	0	0.00

（4）医联体能否实现有序就医

调查发现有 63.2% 的医护人员认为医联体能实现有序就医，可以缓解错位就医，促进医疗资源整合；32.7% 的人持不确定态度；仅 4.1% 的人认为医联体不能实现有序就医。可见，大多数样本医联体内医护人员认为医联体能实现有序就医，可以继续实施，但是要有合理的体系来保证（见表 8-4）。

表 8-4　医联体能否实现有序就医

选项	频数（人）	构成比（%）
能	31	63.20
不确定	16	32.70
不能	2	4.10

（5）医联体内具体工作实施情况

医联体内社区首诊、双向转诊、资源调配信息共享、远程会诊、健康档案管理、下派专家坐诊等工作实施情况的调查结果如表 8-5 所示：社区首诊制实施情况中，46.9% 的医护人员认为较好，居民会在医护人员的鼓励下到基层就诊；双向转诊制实施情况中，51.0% 的医护人员认为较好，基本能做到小病进社区，大病进医院；资源调配信息共享情况中，40.8%

的医护人员认为情况较好，基本能做到资源统一调配、信息共享；远程医疗远程会诊中，36.7%的医护人员认为情况较好，目前已初备互联网远程会诊的能力；健康档案管理情况中，40.8%的医护人员认为情况较好；下派专家坐诊情况中，36.7%的医护人员认为实施较好，专家愿意下基层就诊，提高基层医疗服务效力。总体来看，样本医联体内大多数医护人员认为目前医联体内具体工作实施不太顺畅，仍需在不断地探索中克服困难，取得成效。

表 8-5 医联体内具体工作实施情况

项目	非常好		较好		一般		不好		非常不好	
	频数（人）	构成比（%）	频数（人）	构成比（%）	频数（人）	构成比（%）	频数（人）	构成比（%）	频数（人）	构成比（%）
社区首诊制实施情况	6	12.30	23	46.90	7	12.30	13	26.50	0	0.00
双向转诊制实施情况	6	12.30	25	51.00	6	12.30	12	24.50	0	0.00
资源调配信息共享情况	5	10.20	20	40.80	10	20.40	14	28.50	0	0.00
远程医疗远程会诊情况	4	8.20	18	36.70	15	30.60	12	24.50	0	0.00
健康档案管理情况	4	8.20	20	40.80	7	14.20	18	36.70	0	0.00
下派专家坐诊情况	5	10.20	18	36.70	16	32.70	10	20.40	0	0.00

（6）医联体内双向转诊制度实施情况

调查发现有46.9%的医护人员表示对双向转诊一般满意，44.9%的人表示不满意，其中认为医联体的实施缺乏统一的标准和制度占91.0%，病人缺乏医疗服务信息占91.0%；36.7%的医护人员认为双向转诊不通畅，其中患者不了解转诊制度占88.9%，社区医院服务能力有限占72.2%。总体来看，样本医联体内因为缺乏统一标准和流程，医护人员对目前医联体内双向转诊

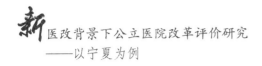

制度满意度较低,认为双向转诊绿色通道迟滞(见表8-6)。

表8-6 双向转诊制度实施情况

指　标	分　组	频数(人)	构成比(%)
满意度	非常满意	0	0.00
	满意	4	8.20
	一般	23	46.90
	不满意	22	44.90
	非常不满意	0	0.00
不满意的原因	缺乏统一性标准、制度	20	91.00
	各级医疗机构缺乏沟通交流	18	82.00
	病人缺乏医疗服务信息	20	91.00
	各级医疗机构为了利益不愿意转	10	45.00
	基层医疗机构没有发挥作用	18	82.00
是否通畅	非常通畅	0	0.00
	通畅	12	24.50
	不确定	19	38.80
	不通畅	18	36.70
	非常不通畅	0	0.00
不通畅的原因	社区卫生服务机构能力有限	13	72.20
	各级医疗机构不愿意转	2	11.10
	居民不了解转诊制度	16	88.90
	医院之间利益不均衡	3	16.70
	各机构缺乏交流	9	50.00
	缺乏统一的转诊标准	9	50.00
	相关制度不完善	10	55.60

8.4.2.2 居民对医联体的认知及态度

（1）社区居民对医联体知晓度

在对社区居民的调查中，56.6%的人表示了解分级诊疗，40.4%的居民表示了解医联体。总体上，大多数居民了解分级诊疗但不了解医联体，不知医联体是分级诊疗的实现形式，对医联体概念模糊（见表8-7）。

表8-7　社区居民医联体知晓度

知晓度	非常了解		了　解		不了解		完全不了解	
	频数（人）	构成比（%）	频数（人）	构成比（%）	频数（人）	构成比（%）	频数（人）	构成比（%）
分级诊疗知晓度	6	6.10	56	56.60	27	27.20	10	10.10
医联体知晓度	3	3.10	40	40.40	44	44.40	12	12.10

（2）居民对分级诊疗的认知度

调查发现有78.8%的居民表示接受分级诊疗，21.2%的人表示不能接受；49.5%的居民表示社区没有宣传分级诊疗和医联体知识；61.6%的居民表示医联体的相关知识是由他人介绍的。总体来看，目前居民能接受分级诊疗，但存在社区宣传不到位、居民意识不高、自主性差等问题（见表8-8）。

表8-8　居民对分级诊疗的认知度

指　标	分　组	频数（人）	构成比（%）
能否接受分级诊疗	能	78	78.80
	不能	21	21.20
所在社区有没有宣传分级诊疗和医联体知识	有	22	22.20
	没有	49	49.50
	不清楚	28	28.30
分级诊疗和医联体知识获得途径	看报纸	11	11.10
	上网查询	11	11.10
	别人介绍	61	61.60
	没有	16	16.20

（3）居民对社区首诊制的认知及态度

调查发现有 47.5%的居民认可社区首诊制，61.60%的居民不能接受强制社区首诊；选择到社区就诊的主因是"方便、离家近"与"收费合理、药价统一"，分别占比 52.6%、32.4%；在对社区医院和基层医疗机构的认识方面，认为基层医疗机构"设备简陋"（占 44.4%）、"诊疗水平低下"（占 20.2%），虽"能就近就医"（占 16.2%），但"药品不全"（占 14.1%）（见表 8-9）。

表 8-9　居民对社区首诊制的认知及态度

指　标	分　组	频数（人）	构成比（%）
社区首诊认可程度	非常不认可	1	1.00
	不认可	13	13.10
	不确定	38	38.40
	认可	47	46.50
	非常认可	1	1.00
能否接受强制社区首诊	能接受	38	38.40
	不能接受	61	61.60
选择到社区就诊的原因	方便、离家近	52	52.60
	大夫比较和蔼可亲	7	7.00
	营业时间合理	6	6.00
	收费合理、药价统一	32	32.40
	就医环境好、不拥挤	2	2.00
对社区与基层医疗机构的认识	设备简陋	44	44.40
	诊疗水平低下	20	20.20
	药品不全	14	14.10
	夜间就诊困难	5	5.10
	能就近就医	16	16.20

（4）医联体内居民社区首诊机构及原因

调查发现，社区居民就诊首选三级医院首要原因是医疗水平高（占21.0%），其次分别是医保定点单位（占10.8%）、就诊环境好（占10.8%）、药品品种多（占10.3%）、诊疗设备齐全（占9.7%）。居民就诊首选社区卫生服务中心的原因依次是离家近（占29.8%）、费用合理（占26.9%）以及服务质量好（占14.8%）（见表8-10）。

表8-10 医联体内居民社区首诊机构及原因

指标	三 级		二 级		社 区		民 营		诊所/药店	
	例数（人）	构成比（%）	例数（人）	构成比（%）	例数（人）	构成比（%）	例数（人）	构成比（%）	例数（人）	构成比（%）
方便离家近	12	7.64	8	10.26	20	29.85	3	33.33	7	21.88
服务质量好	13	8.28	6	7.69	10	14.93	2	22.22	4	12.50
医保指定单位	17	10.83	14	17.95	4	5.97	1	11.11	2	6.25
诊疗水平高	33	21.02	12	15.38	4	5.97	0	0.00	4	12.50
费用比较合理	14	8.92	9	11.54	18	26.87	2	22.22	8	25.00
报销比重较高	13	8.28	7	8.97	4	5.97	1	11.11	3	9.38
环境好	17	10.83	7	8.97	3	4.48	0	0.00	2	6.25
医护人员亲切	7	4.46	3	3.85	4	5.97	0	0.00	2	6.25
药品种类多	16	10.19	4	5.13	0	0.00	0	0.00	0	0.00
诊疗设施齐全	15	9.55	8	10.26	0	0.00	0	0.00	0	0.00
合 计	157	100.00	78	100.00	67	100.00	9	100.00	32	100.00

（5）居民对双向转诊制的认知及态度

调查发现，仅有35.4%的居民了解双向转诊，60.7%的居民不了解双向转诊制度；居民对双向转诊制度的认可度为 11.1%，53.5% 的居民不认可双向转诊制度；在被调查的居民中，91.9% 的居民没有转诊经历，且仅 8.1% 的居民有被转到三级医院的经历；在转诊意愿方面，53.5% 的居民愿意视情况转诊，46.5% 的居民愿意向三级医院转诊。由此可见，居民就医观念趋于理性，但仍需提高，上转容易下转难问题比较突出（见表 8-11）。

表 8-11　居民对双向转诊制的认知及态度

指　标	分　组	频数（人）	构成比（%）
对双向转诊制度了解程度	非常了解	2	2.02
	了解	33	33.33
	不了解	60	60.61
	完全不了解	4	4.04
对双向转诊制认可度	非常不认可	0	0.00
	不认可	53	53.54
	不确定	35	35.35
	认可	10	10.10
	非常认可	1	1.01
最近一年是否有转诊经历	有，转到三级医院	8	8.08
	有，转到社区医院	0	0.00
	有，转到其他医院	0	0.00
	没有	91	91.92
转诊意愿	向三级医院转	46	46.46
	向社区卫生院转	0	0.00
	看具体情况	53	53.54
	不愿意转诊	0	0.00
是否愿意从大医院转到基层医院	愿意	44	44.44
	不愿意转诊	55	55.56

（6）居民对医联体满意度

调查发现，12.1%的居民对医联体满意，58.6%的人对医联体不满意；不满意的原因中宣传不到位占比51.7%，没有享受过相关政策占比29.3%，医联体没有实际作用占比31.3%；14.14%的居民认为医联体没有帮助，39.5%的居民认为医联体能带来帮助。

表 8-12　居民对医联体满意度

指　标	分　组	频数（人）	构成比（%）
医联体满意度	很不满意	2	2.02
	不满意	58	58.59
	一般	27	27.27
	满意	12	12.12
	非常满意	0	0.00
不满意原因	宣传不到位	51	51.70
	没有实际效果	31	31.30
	没有享受过相关政策	17	17.00
医联体带来的帮助	在社区看专家号	9	9.00
	在社区挂大医院的号	9	9.00
	及时转到大医院	10	10.00
	做不了的检查送到大医院做	20	20.00
	使社区医生诊疗水平提高	10	10.10
	使社区就诊流程更合理	10	10.10
	没有帮助	14	14.14

8.4.2.3　医联体实施后的总体现状分析

在对医务人员和社区居民进行问卷调查的基础上，本研究也对医联体内各级医疗机构相关管理人员和居民进行了访谈，进一步探讨分析医联体的实施对医疗机构及居民就医带来的影响与运行中存在的问题。主要访谈发现如下：

（1）医联体内医护人员和居民对医联体的知晓度和认可度不高

在对医联体内各级医疗机构相关管理人员进行访谈的过程中发现，由于医联体工作刚刚进入尝试和探索阶段，政府和卫生部门对医联体知识宣传工作做得较少，导致医护人员虽然了解医联体，但大部分没能参与到医联体工作中，没有起到实际作用；对于居民来说，他们对医联体的认知甚少，概念模糊，同时也不愿意接受社区首诊或转诊。医联体内医护人员和居民对医联体的不了解，给医联体实施带来很大的不便。

（2）缺乏一套系统的管理体制和运行制度

医联体作为适应社会需求和满足患者、社会及医院发展的新的策略与方法，必须要有严格的卫生管理制度来保证和协调，还需要各级医院间畅通的分级诊疗制度作为重要保障。但是从目前实施情况来看，尚没有一个成熟完善的管理和运行制度，仅凭靠各级医疗机构内部的一些约定和其自觉性来运行，缺乏刚性要求和制度保障。

（3）基层医院遇较大阻力，各机构功能定位不清晰

目前宁夏某市医联体处于尝试和探索阶段，并没有达到预期效果，至少在基层医院实施效果并不好。居民首诊依旧大多选择二级、三级医院，这是社区首诊制实施的最大阻碍。患者不了解转诊制度，基层医院也缺乏统一的转诊标准且服务能力有限等原因导致双向转诊制不通畅，上转容易下转难。由于二级、三级医院的专家日常工作量大、待遇福利等原因，导致他们不能到基层医院来坐诊，进行传、帮、带的指导，因此医疗指导团来指导的次数少之又少。

8.4.3　讨论与建议

8.4.3.1　加大政策宣传，加强医护人员和居民对医联体的知晓度与认可度

医联体、分级诊疗的发展离不开政策引导与保障，政府必须完善相关法律和政策，发挥其主导作用。目前宁夏医联体的发展缺少政策支持，受

到多方面因素制约，因此政府可以发挥自身优势，明确职责，为医联体的进一步发展提供政策保证。例如调整医保政策，发挥医保制度在引导就医居民基层首诊的杠杆作用，积极推动医联体的顺利实施。

增强医护人员和社区居民对医联体的了解和认可是推进分级诊疗工作的必要环节。加强医联体知识的宣传，不仅有利于居民了解和认可医联体，且能够促进医患沟通，使医联体内资源统一调配，整合利用。研究发现，医护人员和居民对医联体了解度、认可度不高，这与王敏等人的研究结果一致。因此，有必要丰富宣传方式，通过政府文件、培训、讲座等方式向医护人员宣传医联体，使他们了解的同时积极地参与到医联体工作中去。通过电视、网络、报刊等媒体对社区居民进行宣传，加强居民对社区的信任，引导居民有序就医、理性就医。

8.4.3.2　加强社区首诊，搭建绿色通道，畅通双向转诊

基层医疗机构的服务能力会直接影响社区首诊、双向转诊的实施，是医联体工作的重心。调查中，从宁夏某市医联体内医护人员和居民对社区首诊、双向转诊工作的满意度和认可度发现，社区首诊、双向转诊实施成效并不好。基层医院应该通过合理配置卫生资源，加强社区医护人员能力培训，加强与二级医院、三级医院的合作等方法提升自身能力，从而提高居民对基层医疗机构的信任。双向转诊的建立，是医联体实施的重要保障，也是分级诊疗的重要环节。因此，在基层医院诊疗水平不断提高的同时，搭建转诊通道，将危重疑难患者及时转到三级医院，将常见病、多发病、康复期患者转到社区延续治疗或康复。具体如制定统一的转诊标准、规范转诊流程、加强对转诊的监管和约束、设立专人负责转诊工作、加强信息化建设，提高预约转诊效率等。

8.4.3.3　明确医联体内各医疗机构功能定位，形成有效的分工协作机制

研究发现，宁夏某市虽然探索建立了医联体，但是整合与分工并不充分。因此，若要使医联体能够顺利有效地实施，各级医疗机构必须进一步加强功能定位和分工合作。三级医院负责治疗疑难杂症，提供高水平专科

性医疗服务，可以适当地对下级医院进行技术指导、坐诊、传、帮、带、资源输送；二级医院负责常见病、多发病的诊治，提供综合性医疗卫生服务，起到枢纽的作用；基层医院负责康复、保健、健康促进、医疗、健康教育、预防的六位一体工作，起到支撑作用。分工协作机制可以由医联体内三方医疗机构在医联体成立之初以合同的方式来确定，强化医联体内分工，各级医疗机构有明晰的功能定位，分工明确、齐心协力。

总的来说，宁夏某市虽然响应国家政策，贯彻新医改精神建立了医联体，但是实际实施过程中由于相关制度不完善、成效不明显，各级医疗机构仍然比较被动、医护人员与居民对医联体的认知度整体不高、相关的政策宣传不足等问题较突出。医联体要做到均衡配置医疗资源、提升医疗服务效率、促进医疗卫生事业长远发展、缓解错位就医，还需要在实践过程中进行不断的努力和探索。

8.5　分级诊疗实施策略——托管的效果分析

以省级品牌医院托管地市级医院可以使品牌医院优秀的文化、管理经验、先进的技术与各级医院共享，是实现分级诊疗的有力推手。2014年7月，银川市人民政府与宁夏某大型三甲医院签订托管协议，将银川市某二级医院（以下简称"银川市某医院"）交由该三甲医院进行托管。在衡量托管效果时，患者满意度是一个重要的评价指标，尤其是住院患者满意度，由于住院患者在医院的时间较长，几乎能接触到医疗服务的各个环节，体会深刻，能为满意度评价提供价值较高的信息。本调查旨在对银川市某医院托管前后住院患者满意度的关键驱动因素进行重要性矩阵分析和比较，以发现托管前后医院的优势环节和薄弱环节，为全面评估托管效果提供参考依据，为进一步提高住院患者满意度、全面提升医疗服务质量提供参考。

8.5.1　对象与方法

8.5.1.1　调查对象

通过整理统计银川市某医院2012—2015年病历数据库，发现该院

2012—2015 年排名前十位的主要疾病依次是：高血压 III、冠心病、非胰岛素依赖型糖尿病、肺炎、正常分娩、急性支气管炎、脑梗死、高血压 II、经选择性剖宫产术分娩等，故选取的住院患者调查对象主要以常见病、慢性病为主，即在银川市某医院被托管前和托管后都接受过住院服务的患者。通过向住院医生询问，收集住院患者近 3 年的病案信息，共筛选出住院患者 81 人作为调查对象。分别于 2014 年 3 月托管前和 2015 年 7 月托管 1 年后对筛选的 81 名住院患者进行问卷调查。

8.5.1.2 调查工具与方法

（1）调查工具

在文献研究和专家咨询的基础上，自行设计住院患者满意度调查问卷。问卷内容包括：①服务环境（医院环境、病房干净程度、导医标志、等候时间〔指患者住院时等候接受治疗和检查的时间〕）②服务效率（看病流程便捷性、出入院等待时间、医护人员的耐心）③服务态度（医护人员态度、征求患者意见）④服务技术（确诊时间、熟练程度）⑤医疗费用（检查费用、药品费用），共 5 个维度，13 个条目。调查问卷共 22 个问题，每个问题由"非常不满意"到"非常满意"分为 5 个等级，采用李克特量表法，得分越高表示对该条目越满意。本研究采用内部一致性系数来反映问卷的信度，经检验托管前后克朗巴哈系数值均大于 0.7，问卷具有较高的效度。

（2）调查方法

采用现场调查的方法，提前预约筛选的慢性病住院患者，由经过培训的调查员（非医务人员）在医院病房发放调查问卷，当场发放、当场收回，问卷由患者自愿填写，如因病情等原因无法填写，则由患者回答，调查员填写，问卷完成后由调查人员审核问卷质量。托管前问卷调查始于 2014 年 3 月 20 日起持续 5 天，实际收回有效问卷 81 份，回收率 100.00%；托管后问卷调查自 2015 年 7 月 20 日起持续 5 天，实际收回有效问卷 81 份，回收率 100.00%。

（3）关键驱动因素分析方法

重要性矩阵分析作为满意度关键驱动因素分析中比较常用的方法，是结合具体测量指标的评价结果和对患者满意度结果的影响程度，对具体测量指标作进一步细分的方法。其以各测量指标对患者满意度结果的影响程度和各测量指标的患者评价为纵横坐标轴，形成 4 个区域，对具体测量指标进行分类（如图 8-1）。

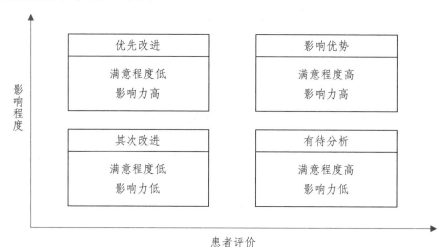

图 8-1　重要性矩阵分析

（4）统计学方法

采用 Excel2007 进行问卷的双人核对录入，采用 SPSS17.0 软件建立住院患者满意度的重要性矩阵，进行关键驱动分析。采用克朗巴哈系数分析问卷的信度。采用主成分分析法分析各条目之间的相关关系，计算各条目对患者整体满意度的影响程度。

8.5.2　结果与分析

8.5.2.1　患者满意度整体情况

调查结果显示：托管前的住院患者满意度总分为 54.90 ± 6.63 分，其中满意度得分较高的条目依次是"医护人员态度""看病流程便捷性""医护医技熟练程度"，得分较低的条目依次是"确诊时间""等候时间"

"医院环境";托管后的住院患者满意度总分为 61.60 ± 3.15 分,其中得分较高的条目依次是"出入院等待时间""导医标志""征求患者意见",得分较低的条目依次是"等候时间""药品费用""检查费用"。显然,托管后的整体满意度得分高于托管前,从各条目上看,托管后住院患者满意度各条目得分明前高于托管前(p<0.05)(见表 8 –13)。

表 8–13 经李克特量表评分的托管前后住院患者满意度评分排名情况

排　名	托管前		托管后	
	条目名称	满意度得分 ($\bar{x} \pm s$)	条目名称	满意度得分 ($\bar{x} \pm s$)
1	医护人员态度	4.38 ± 0.603	出入院等待时间	4.90 ± 0.300
2	看病流程便捷性	4.37 ± 0.679	导医标志	4.79 ± 0.316
3	医护医技熟练程度	4.31 ± 0.664	征求患者意见	4.88 ± 0.331
11	确诊时间	4.12 ± 0.765	等候时间	4.63 ± 0.535
12	等候时间	4.11 ± 0.632	药品费用	4.37 ± 0.660
13	医院环境	4.00 ± 0.822	检查费用	4.30 ± 0.660

8.5.2.2 患者满意度的关键驱动因素分析

(1)满意度量表中各条目权重测量

采用主成分分析,住院患者满意度问卷的 13 个条目之间存在相关关系,托管前后(托管前 KMO 检验系数为 0.882,Bartlett's 检验结果为 P<0.001;托管后 KMO 检验系数为 0.713,Bartlett's 检验结果为 P<0.001)数据结构合理,研究数据可以进行主成分提取。

通过主成分分析,计算得出各条目的实际权重,得分越高的条目,对患者满意度影响越大,托管前后各条目的权重有显著性的变化,如托管前对满意度影响较高的因素为"导医标志""等候时间""出入院等待时间",较低的因素有"确诊时间""医院环境",托管后则为"药品费用""医护人员耐心""等候时间",较低的因素有"检查费用"和"导医标志"（p<0.05）（见表 8-14）。

表 8-14　住院患者满意度各测量指标的得分情况

条目名称	托管前		托管后	
	影响程度（权重）	满意度得分（$\bar{x} \pm s$）	影响程度（权重）	满意度得分（$\bar{x} \pm s$）
医院环境	0.0378	4.00±0.822	0.0427	4.77±0.455
导医标志	0.1610	4.21±0.684	0.0310	4.89±0.316
病房干净程度	0.0446	4.21±0.702	0.0638	4.81±0.391
等候时间	0.1170	4.11±0.632	0.1235	4.63±0.535
看病流程便捷性	0.0800	4.37±0.679	0.0360	4.84±0.369
出入院等待时间	0.0980	4.23±0.6380	0.0380	4.90±0.300
医护人员耐心	0.0600	4.30±0.697	0.1390	4.70±0.601
医护人员态度	0.0937	4.38±0.603	0.0756	4.85±0.357
征求患者意见	0.0680	4.26±0.6670	0.1470	4.88±0.331
确诊时间	0.0320	4.12±0.765	0.0684	4.86±0.345
医护医技熟练程度	0.0630	4.31±0.6640	0.0255	4.79±0.410
检查费用	0.0970	4.21±0.646	0.0257	4.30±0.660
药品费用	0.0480	4.19±0.55	0.1832	4.37±0.660

（2）托管前后患者满意度驱动因素矩阵结果

邓绩和蒋曙光将患者评价和影响程度的中间值作为划分界限，进行自身水平的比较，强影响就是高于中间值，相反低于中间值就是弱影响。以患者满意度得分为横坐标，影响程度为纵坐标，患者得分和影响程度的中间值（托管前 x=4.223，y=0.0769；托管后 x=4.81，y=0.0638）作为划分界限，得出托管前后住院患者满意度的重要性矩阵结果，见图 8-2、图 8-3。

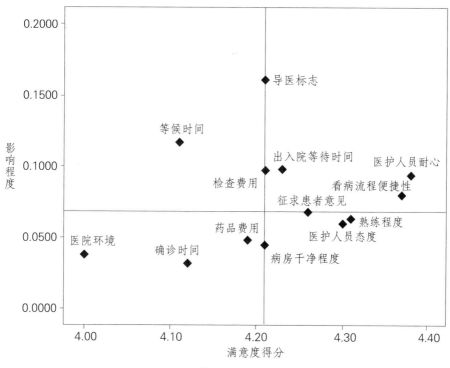

图 8-2　托管前患者满意度评分

由图 8-2 可知，托管前优先改进区域仅为"等候时间"1 个条目，说明该条目对住院患者满意度结果有相对较大的影响，而患者的评价相对较低，提醒医院需要重点改进；"导医标志""征求患者意见""检查费用"位于临界线上，由于其对患者满意度结果影响较大，患者评价相对较高，将其纳入影响优势区域，影响优势区域还包括"出入院等待时间""医护人员耐心""看病流程便捷性"，故影响优势区域共 6 个条目，提示是需要保持的质量因素；其次改进区域有"医院环境""确诊时间""药品费用""病房干净程度"4 个条目，提示其对患者满意度结果影响较低，患者评价也相对较低；有待分析区域仅有"医护医技人员熟练程度""医护人员态度"2 个条目。

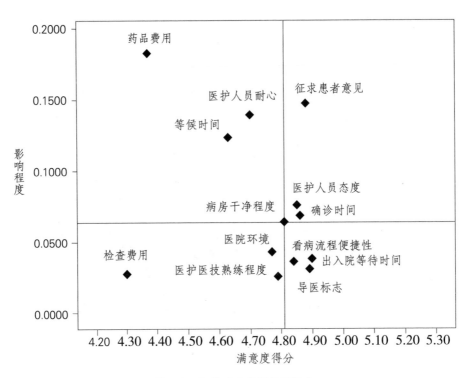

图 8-3　托管后患者满意度评分

从图 8-3 可知，托管后优先改进区域有"药品费用""医护人员耐心""等候时间"3 个条目，表明其对患者满意度结果影响相对较大，但患者评价相对较低，提示医院在今后的工作中须加以重点改进；影响优势区域有"征求患者意见""医护人员态度""确诊时间""病房干净程度"4 个条目，说明其对患者满意度结果影响相对较大，并且患者评价相对比较高，是需要持续保持的质量因素；其次改进区域包含"检查费用""医院环境""医护医技熟练程度"；有待分析区域包含"看病流程便捷性""出入院等待时间""导医标志"3 个条目。

8.5.3　讨论及建议

8.5.3.1　托管后医院改革成效明显，但仍有一定的提升空间

调查结果显示，托管前住院患者满意度得分 4.22，托管后住院患者满意度得分 4.74，托管后住院患者满意度明显高于托管前，说明实施托管以

来银川市某医院医疗服务水平取到很大成效，并得到了患者的认可。托管前"医院环境"满意度得分较低，排名第13，托管后"医院环境"满意度得分 4.77 ± 0.455，排名靠前。说明实施托管后医院的环境卫生、生活基础设施得到了进一步的提高和改善。相关研究表明，医院的医疗环境越好，医务人员的医疗技术越精湛、服务态度越和善、医疗质量越高，住院患者对医院的满意度越高。虽然相比于托管前医院环境有所改善，但托管后"医院环境"条目位于其次改进区域，提示托管后医院环境改进空间较大，需引起重视；托管后"征求患者意见"得分 4.88 ± 0.331，排名第3，且托管前后均处于影响优势区域，说明多征求患者意见，加强与患者沟通是影响患者满意度的重要因素。

但托管前后"等候时间"得分均较低，排名均在后三位。相关研究表明[6]，等候时间是影响住院患者整体满意度的主要因素之一。提示医院要加以重视，分析其原因，根据医院自身资源条件制定针对性解决策略，加以优化改进。

8.5.3.2 通过矩阵分析，保持优势因素，重点关注弱点因素和威胁因素，制定合理措施，提升患者满意度

（1）改善患者等候时间，克服弱点因素。托管前后"等候时间"均处于优先改进区域，托管后优先改进区域还包括"医护人员耐心"。说明银川市某医院托管后并没有将解决患者就医、检查的等候时间作为首要关注的方向，这与杨婧等研究结果一致。等候时间过长一方面是导致医患关系紧张的重要原因，另一方面也提示该医院服务水平较低。该院托管 1 年后总诊疗人次是托管前的 6 倍，说明托管后医院业务量总体提升较大。但是当病房住满病人时，如很多患者同时有需要时，医护人员很难及时赶到或表现出耐心不足；住院患者和门诊患者接受检查的时间冲突，造成等候检查的时间延长，以致患者情绪焦虑，对医院的服务形成情绪性偏见，最终对患者满意度产生较大影响。建议医院应结合自身特点通过增加优质医疗资源供给，合理配置医疗资源，有效分流患者；优化住院患者治疗、检

查流程，缩短患者的实际等候时间；通过优质服务，缩短患者的实际心理候诊时间，最终实现提高患者就诊效率的目的。

（2）医疗费用是影响患者满意度的主要因素，应加强医疗费用的控制。托管后"医疗费用"条目位于优先改进区域，说明托管后医疗费用增长幅度较大，对患者满意度造成了较大影响。通过查询医院业务收支明细得知，2015年6月银川市某医院医疗收入和医疗支出均比2014年6月增长了6倍左右，并且托管后医院收费标准调高，收费从二级C类调整恢复为二级B类收费。此外，托管后医院服务的疾病谱发生变化，疑难危重患者有所增加，新技术、新项目也大量开展，所用药品规格档次也有所提高，这些变化也可导致医疗费用的上涨。医疗费用是群众关注的焦点、政府监管的重点，也是医院经济管理的难点。因此，医院管理层应高度重视医疗费用的控制，应加强制度建设，加强监督力度，改进收费制度，透明收费标准，规范医嘱，做到合理用药、合理检查、合理治疗，并及时与患者及家属交流沟通、做好解释，让患者对医疗收费做到心中有数，以提高患者满意度。

（3）托管后医院诊疗水平有很大提升，应保持良好的服务态度和技术水平，继续发挥优势因素。"征求患者意见""医护人员态度""确诊时间""病房干净程度"4个条目位于影响优势区域，表明托管后医护人员的医德医风、诊疗水平、沟通交流能力、病房环境和医护人员态度得到了住院患者的肯定。值得注意的是，托管前"确诊时间"条目位于其次改进区域，托管后位于影响优势区域，分析是由于医院实施整体托管后，通过总院专家带动，开展特色预约诊疗和检查服务，科学规范科室设置，实现按病种的专科诊治，规范诊疗行为，使医疗技术及服务水平得到很大提高。因此，医院应变输血为造血，加强人才的引进和培养，通过讲座、授课、带教、临床指导、观摩学习等不同形式，进一步提高医务人员的医疗服务技术，使其业务能力不断提高。

8.5.3.3　准确把握公立医院托管改革的发展方向，改进医疗服务能力和水平其次改进区域有"检查费用""医院环境""医护医技熟练程度"3个条目。对这些方面的改进，并不是对患者满意度结果的提高没有影响。相反，相比较于托管前，这三方面满意度均有所提高，说明该院在托管后对这三方面实施了整改。只是相对于高影响测量指标而言，其促进作用不如优先改进区域明显；有待分析区域有"看病流程便捷性""出入院等待时间""导医标志"3个条目，且托管前均位于影响优势区域，可认为托管前银川市某医院在这三个方面做得比较好，取得了患者的认可，故托管后的整改并没有引起患者注意。可理解为患者认为有待测量指标是医院必须具备的，如果医院具备，患者不会太在意，若不具备，则对患者满意度产生较大影响。

因此，建议该院管理者在今后的托管改革工作中，要准确把握医院托管改革的目标和方向，明确改革重心，合理配置资源，将优势资源优先用于改进高影响测量指标，针对不同的驱动因素进行资源的优化和配置，优化服务流程、改善就诊等候时间、控制医疗费用、提高医疗质量及医务人员技术熟练程度，持续改进医疗服务能力和水平，提高患者满意度，进一步完善公立医院整体托管方案，保证医院托管改革的健康、可持续发展。

第九章　智慧医疗与医疗机构的效率

　　智慧医疗英文简称 WIT120，通过打造健康档案区域医疗信息平台，利用最先进的物联网技术，实现患者与医务人员、医疗机构、医疗设备之间的互动，逐步达到信息化。智慧医疗由三部分组成，分别为智慧医院系统、区域卫生系统和家庭健康系统。

　　随着物联网、云计算、三网融合等新一代信息技术在医药卫生领域的深入应用和实践，在推动我国医疗卫生事业持续发展的同时，也日益深刻影响着我国医疗卫生服务模式的发展和变革。从单一的医院信息化到区域卫生的信息化，从疾病治疗到预防，我国卫生事业正在迈入智慧医疗时代。

　　随着经济的发展和人民生活水平的提高，群众对改善医药卫生服务有着越来越高的要求。深化医药卫生体制改革提上政府日程，国务院颁发的《"十二五"期间深化医药卫生体制改革规划暨实施方案》明确提出"要让信息技术成为提升医疗机构管理效率和服务水平的重要手段"。发展基于互联网的医疗卫生服务，支持第三方机构构建医学影像、健康档案、检验报告、电子病历等医疗信息共享服务平台，逐步建立跨医院的医疗数据共享交换标准体系。积极利用移动互联网提供在线预约诊疗、候诊提醒、划价缴费、诊疗报告查询、药品配送等便捷服务。引导医疗机构面向中小城市和农村地区开展基层检查、上级诊断等远程医疗服务。鼓励互联网企业与医疗机构合作建立医疗网络信息平台，加强区域医疗卫生服务资源整合，充分利用互联网、大数据等手段，提高重大疾病和突发公共卫生事件防控能力。积极探索互联网延伸医嘱、电子处方等网络医疗健康服务应用。鼓励有资质的医学检验机构、医疗服务机构联合互联网企业，发展基因检测、疾病预防等健康服务模式。而智慧是医院建设的最高目标，在数字化医院建设基础上，进一步帮助医院实现移动医疗、协同医疗、医疗物联网、专家系统、电子病历、临床路径、智慧人文等应用，形成更高级的智慧医疗系统，是未来医院信息化的建设目标。

9.1 智慧医疗的概念

宫芳芳、孙喜琢、林君、顾晓东等人就智慧医疗的概念、主要内容、发展动态进行系统的研究探讨，指出智慧医疗建设中应注意的问题，并对我国全面推讲智慧医疗建设提出建议。

徐菲提到大数据时代的智慧医疗解决方案面临着大量的数据处理，任何不完善的细小缺陷都有可能有造成医疗系统全局瘫痪的危险。在实践中，有不少医院的智慧医疗系统因为软件问题，或者因为数据库分配不合理、设置空间过小而出现系统崩溃的现象也不乏先例。随着医疗行业的智慧系统建设发展加快，企业应该逐步对智慧医疗系统解决方案完善，杜绝智慧医疗系统因为软件和硬件不达标而让医疗机构陷入混乱场面。应该积极研发新技术、新产品，完善智慧医疗解决方案，推动智慧医疗的建设。

9.2 医院智慧医疗信息系统的研究

倪皖东、陆伟文、张红等人将医院的应用系统划分为 5 个部分，即业务处理系统、临床信息系统、临床综合工作系统、单项管理系统和管理决策支持，各系统又划分为若干个子系统，业务处理系统包括电子病历、实验室信息管理系统、医学影像存档与通讯系统、放射信息管理系统等，各子系统与系统内的其他功能模块联系相对紧密，并与其他子系统存在着相互调用与访问关系。

黄谷子、罗舜庭、郑宝贞等人提出数字化医院包括的功能模块可以分为临床系统电子病例、医院管理系统、医学影像存储和传输管理系统。建设数字化医院要求将这三大部分有机地系统地整合，实现各类信息的共享和管理以及在此基础上的信息挖掘，从而进行进一步的医疗信息利用。以电子病历为中心融合医院管理系统和医学影像存储与传输管理系统。该功能模型还包括检验设备、药品及物流管理系统、社会医保接口。

2013年，于波等人论述了中国人民解放军第208医院着眼国家医疗信息化发展全局，与珲春市医疗机构、中国移动吉林公司联合建设给予信息化基础之上的区域智慧医疗体系。论证了区域智慧医疗体系的建设思路，以据侧支持、个人健康管理、医疗质量评价以及技术支援四大模块分析了系统的主要功能。为实现医疗资源共享、共同发展迈出探索的步伐。

杨君巍结合地方和医院的实际情况，对智慧医院系统所涵盖的内容进行调整，可以在一些方面缓解或者解决一部分医院所存在的问题。用了文献资料法、现场调查法、案例分析法、系统分析法，得出通过对K医院的现状进行了深入的研究和思考，总结提出了K医院现存的问题和不足，通过工作实践，从日常工作经验中，细心观察摸索出了一些经验和实施方法。将这些系统的可行性改善，不断去验证，为医院的发展作出了一定的贡献的结论。马怀庆主要针对电子病历、电子医疗来说明智慧医疗对医院节能减排的作用，得出可以有效解决患者排队时间长、检查时间长、等待住院时间长和就诊时间短的"三长一短"问题，不仅能提高患者的满意度，还能有效地降低医院的管理和运营成本，节能减排，从而更好地推动卫生事业健康发展的结论。张慧认为智慧医疗简化了传统医院的工作环节，提高了医院的办事效率，减轻了医生和护士的工作量，也极大地降低了医院相关的运营成本，节省支出，使得医院能将更多的资金投入到医药科研的部门，促进医学创新，从而带动医院的会计人员工作也得到进一步简化，会计记录和会计管理更加方便、快捷，提升医院财务规划和预测能力，减少了资金的浪费。对具体的问题探讨比较透彻，从小点可以映射出大方面，从大方面来影响小点，局部与整体的关系明确。吴艳艳、唐源在《医院智能化建设及其在智慧医疗发展中的作用》中以柳州市工人医院为例，介绍智能化系统建设发展历程及应用，包括综合布线系统、设备管理系统、数字监控系统、智能化医护对讲系统、排队叫号系统等，指出智能化建设在智慧医疗发展中的作用。得出智慧医疗建设成为增强医院竞争力与创新力的关键行为，医院信息化应用与智能楼宇的逐步融合必将成为医院尤其是大中型医院业务发展前进新的驱动力。在不久的将来医疗行业将融入更多人工智能、传感技术等高科技，使医疗服务走向真正意义的智能化，推动医疗事业的繁荣发展。以点推点地介绍智慧医疗带来的好处。

9.3　各地智慧医疗发展的现状

孙文德、沈风桂、张伟忠在《杭州智慧医疗现状及对策建议》一文得出智慧医疗在杭州医院的运用，给护士、医生及病人带来的便利以及实现患者医学检查影像数据在同级医院之间的共享的结论。杭州一个逐步探索的过程，从小范围扩展到大区域，从不同角度解决民众、医护工作者的麻烦，有利于缓解医患纠纷、减轻医护工作者负担，为医院减轻一些财政压力。

郭强在《宁波市智慧医疗发展现状调查与建议》中，在调查宁波市智慧医疗建设现状和分析存在的问题基础上，提出促进宁波市智慧医疗发展的五条建议：加强顶层设计，洞悉智慧医疗本质；发挥市场在资源配置中的决定性作用，鼓励本土企业参与竞争；加强多部门协调联合，健全信息共享的法规标准；加大智慧医疗成效宣传，提升智慧医疗治理能力，实现普及运用；参考杭州市民卡建设，将宁波市的三卡进行功能融合。

9.4 实证研究

9.4.1 宁夏基层互联网医疗开展情况

盐池县人民医院、固原市人民医院及中卫市人民医院互联网医疗服务发展较好。其中，盐池县人民医院今年在信息化建设方面自投 140 万元，政府补助200 万元；医院可以自主缴费，挂号，打印化验单；全院 Wi-Fi 全覆盖，已经实施移动护理查房；预约诊疗正在实施，医院可进行"远程医疗授课"，挂号可去北大人民医院看病。

固原市人民医院投入 4000 万元用于新系统建设，拥有医院信息系统、病理系统；可进行网上和电话预约诊疗，移动查房正在实施；与北京 301 医院、西京医院、宁夏医科大学附属医院建立了"远程医疗"。中卫市人民医院信息化程度较高，可信息化传输数据，进行药品管理，拥有采购系统和电子病历；"远程医疗"与同级医院、区内医院、下级乡镇卫生院利用率较高，与四家上约医院利用率较少，但其系统较完善。

中宁县人民医院、海原县人民医院"远程医疗"利用率较高。其中，中宁县人民医院 2016 年"远程医疗"700 多次，主要面向下级 14 个乡镇卫生院；还用于远程培训和会诊，与北京 304 医院有合作；其医院还实施了 APP 挂号、网上挂号，能微信支付费用，拥有电子病历和医院信息系统。海原县人民医院能够网上预约、电话预约和微信预约，去年"远程会诊"300 多次。

红寺堡区人民医院、彭阳县人民医院、西吉县人民医院、原州区人民医院、隆德县人民医院及沙坡头区人民医院互联网医疗服务运用一般。红寺堡区人民医院可 APP 挂号和电话预约，拥有电子病历，Wi-Fi 全覆盖；"远程医疗"主要用于培训学习，定期组织人员进行远程教育；偶尔帮助下级乡镇卫生院放射科看片子。彭阳县人民医院由于病人较少，基本没有排队挂号现象，所以并没有网上挂号、电话预约等方式；"远程医疗"主要用于培训学习，与 320 医院有合作，一年交流十余次。西吉县人民医院可进行网上和电话预约挂号，"远程医疗"主要用于培训教育。原州区人民医院与蓝卫通公司合作开展互联网医疗，"远程会诊"主要与自治区301医院及乡镇卫生院进行。隆德县人民医院有自助挂号机，也可进行电话和网上预约；"远程会诊"与下级医院利用率较高，同上级医院利用率较低；"远程培训教育"还未开始实行。沙坡头区人民医院与其他8家医院组成"互联网医院"，"远程医疗"去年利用10多次，自身感觉作用不是很大，大病直接转诊，怕耽误病人。

同心县人民医院、泾源县人民医院互联网医疗服务运用不太好。其中，同心县人民医院"远程医疗"有制度文件，但未实施，主要原因是基础设施有问题，运营公司收费太高；尝试APP效果不好，去年停止运用；电话预约挂号做得不是很好。泾源县人民医院仅实施符合当地实际情况的电话预约，并无其他有关互联网医疗服务的措施。

中卫市第三人民医院由于其特殊性并没有实行有关互联网医疗服务，它是从乡镇卫生院不断发展成二级综合性医院的，其主要职责是公共卫生和日常门诊，由于政府投入较少，对其监管较严，人才流失严重，阻碍其自身发展，面临的困境较多。

平罗县人民医院的互联网医疗发展现状较好。它是四川大学华西医院远程教育与远程会诊的定点医院，且互联网系统使用频率较高。对上有华西医院、宁夏医科大学总医院等多家三级医院，对其提供教育、培训以及技术指导。对下覆盖14所乡镇卫生院，业务范围涉及会诊、解决乡镇卫生院难以解决的疑难病例等，如帮助乡镇卫生院的医护人员看片等。石嘴山市第二人民医院的互联网医疗使用仅限于开展医护人员的培训及教育，其他领域如诊疗等则未涉及。

自治区第五人民医院石嘴山中心医院、石嘴山市第一人民医院、惠农区人民医院、自治区第五人民医院等4家医院的互联网使用状况一般。上述4家医院面临的一个共同发展瓶颈是资金不到位，而造成资金不到位的原因主要归结于医保部门累计欠款数额较大。对医院而言，一方面没有充足的资金来购置相应的互联网医疗设备；另一方面，由于病患群体对于互联网医疗的了解较少、需求较小，因此这几家医院的互联网医疗还处于探索阶段。

自治区第五人民医院石炭井医院和自治区第五人民医院大武口医院未开展互联网医疗。近些年，由于社会经济状况的不断变化，导致当地居民不断外迁，造成该地区常住人口基数不断下降。伴随而来的是病患的人数也不断下降，病患对于互联网的需求本身就不大，加之这些常住人口中多数都是老年人及小孩，所以医生面临的患者主要是一些常见病及慢性病患者，当地的医疗水平足以满足患者这方面的需求。因此，这2家医院的信息化相对比较落后，预约诊疗、手机APP挂号等业务的使用频率也是少之又少。

9.4.2 宁夏某三甲医院互联网医疗基本情况

2016年，在对宁夏某三甲医院的调查中得知，该医院全院在编职工2263人，聘用职工2053人，培训基地269人，临时劳务用工821人，返聘专家66人，学校编制20人，合计5492人。其中卫生专业技术人员3928人，占全院职工（在编、聘用、基地计4585人）的85.7%，正高职称308人，副高职称623人，中级职称723人。该医院全年开放床位3233张，总诊疗1397042人次，与上年同期相比增幅9.91%；出院81967人次，增幅10.21%；门诊手术15664人次，住院手术44193人次；平均住院日11.13天，降幅6.31%；病床使用率102.31%，降幅8.37%；药占比44.23%，降幅1%，次均住院费用15201.16元，增幅2.25%，次均门诊费用328.50元，增幅3.6%。可见该医院的医务人员每天需要面对大量的患者，要始终保持很高的工作效率并提供优质的医疗服务。

目前该院信息科内有工作人员31名，已经建立起了一支以年轻的研究生和本科生为骨干的老中青三结合的朝气蓬勃的技术队伍，其中博士1人，研究生4人，平均年龄在35岁以下。科内有3人参加思科系统公司中国分公司组织的CCNA思科认证网络工程师系统培训，并获得原厂CCNA证书。6人参加EMC中国公司组织的IBM小型机与EMC存储培训，获得合格证书。该医院信息中心技术人员水平较高，能很好地处理相关需求与问题。

9.4.3 宁夏某三甲医院智慧医疗的实施状况（智慧医院系统）

（1）医院信息系统

2009 年开始，住院医院信息系统上线工作，实现住院业务信息化。有入出院管理子系统、护士工作站子系统、医生工作站子系统、药房药库子系统、医保接口子系统、卫生材料库子系统、传染病上报子系统、血库管理子系统、手术麻醉子系统、固定资产管理系统、财务核算子系统、设备管理子系统等 12 个子系统。

（2）实验室信息管理系统

2009 年完成了实验室信息管理系统的上线应用工作，从上线至今已经连接医学实验中心、核医学科、临床检验、血库、门诊采血室等科室的检验设备和流水线 140 余台。所有检验结果经过实验室审核完成之后，瞬间发布到医生工作站，由主管医生自行打印报告。

（3）医学影像存档与通讯系统

2009 年完成了医学影像存档与通讯系统的上线应用工作，共连接 30 台仪器设备，检查报告直接审核发布至医生工作站，且同一名患者的检查报告可以在系统内追溯查询，辅助医生进行诊断治疗。

（4）电子病历

2008 年完成了电子病历系统以及病例质控管理系统的上线应用工作。上线后，病历书写原先每份病历约 1.5 小时/人次，现在约 15 分钟/人次。急诊病历手工书写时，时常有病人拿走病历不慎丢失，现在即使病人带走的病历丢失也可到系统中有据可查。

（5）合理用药监测系统

上线使用了合理用药监测系统，自动对药物用量、配伍禁忌等进行实时审查，提供权威用药咨询，指导合理用药。

（6）门急诊系统

2011 年门急诊系统上线使用。门急诊业务是医院的窗口业务，门急诊信息系统是医院数字化建设的重要部分。实现以病人为中心、以诊疗流程为主线，以经济核算为基础，对诊疗信息、资金信息、药品信息进行规范化管理。

(7) 集团医院门诊预约挂号诊疗服务

实现集团医院门诊预约挂号诊疗服务。2011 年 11 月该院建立预约挂号服务平台，患者通过网络预约、电话预约、现场预约等多种预约方式进行预约就诊，解决一部分人群的需求，也可以在一定程度上调配医疗资源有效利用，但由于就诊卡的实名制限制，预约量无法实现突破。

(8) 医学影像归档与通信系统

2013 年 9 月开始准备实施该系统，将该院和分院的 29 台影像设备（CT、MR、DSA、DR）、52 台超声设备接入医学影像归档与通信系统。2013 年 11 月 15 日，该系统在该院放射科开始正式使用。

(9) 重症监护临床信息系统

2013 年 12 月，构建重症监护临床信息系统。采用计算机和通信技术，实现监护仪、呼吸机、输液泵和常用快速检测等设备输出数据的自动采集。通过采集的数据实时准确地反映患者生命体征参数的变化，并实现信息高度共享，根据采集结果，综合患者其他数据，自动生成重症监护相关医疗文书。

(10) 护理管理信息系统

2015 年，护理管理信息系统试运行。实现了体温单、护理病历、不良事件上报等护理工作的信息化，大大提高了护理工作效率和质量。

(11) 建立了以病人信息共享为核心、以需求为导向的临床数据中心

根据卫生部公布的《基于电子病历的医院信息平台建设技术解决方案》，建立了通过标准信息表达和临床术语支撑的临床数据库，集成了来自医院不同临床信息系统的业务数据，实现了多个业务域之间的临床数据存储。为医院的各类信息化应用提供一个统一的、面向医生的所有临床诊疗数据的整合与集中展现的视图界面，最终实现辅助改善医疗服务

质量、支持临床决策分析、减少医疗差错、降低医疗成本和提高临床科研水平目标。

9.4.4 宁夏某三甲医院的人员对系统的运用与掌握程度

9.4.4.1 访谈结果

通过调查发现，宁夏某三甲医院的医护人员对智慧医疗系统（包括对医院信息系统、远程医疗、医生工作站、护士工作站、电子病历等）都是比较熟悉和满意的，大部分医护人员每天都在用，认为这些系统帮了他们很大的忙，提高了工作效率，让医护人员能更好地去应对日益增长的业务量，优化了医院内部工作流程，使医院各部门联系更加紧密。

从图 9-1 可以看出，有 21.74% 的医护人员对自己工作站的内容是完全掌握的，有 47.83% 的医护人员掌握了工作站的系统。也就是说有 69.57% 的人对自己工作站的内容是掌握的、熟悉的，运用比较好，操作较熟练。只有 31.43% 的人对自己工作站的内容不是很熟悉，操作也不够熟练。说明部分医护人员的技术水平有待提高，应增强对界面、菜单的熟悉程度，提高工作效率。

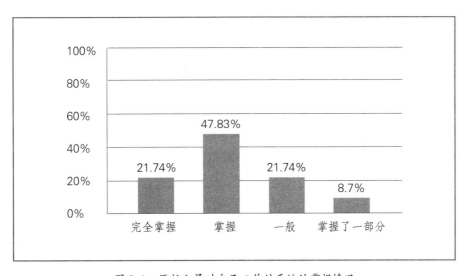

图 9-1 医护人员对自己工作站系统的掌握情况

从图9-2可以看出，不同文化程度对自己工作站的掌握熟练程度不同，由此可以看出，文化程度是影响工作站掌握程度的一个影响因素。

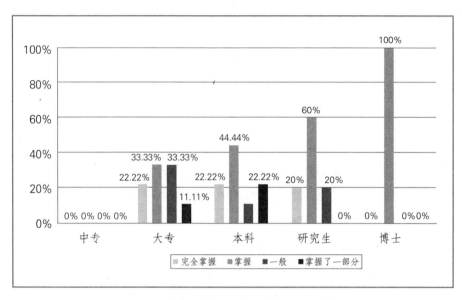

图9-2 文化程度对工作站掌握程度的影响

图9-3调查的是该三甲医院医护人员对智慧医疗系统的操作的熟练程度（包括医院信息系统、医生工作站、护士工作站、电子病历、远程医疗

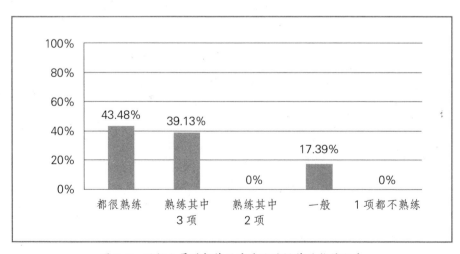

图9-3 医护人员对智慧医疗系统的操作的熟练程度

等)。从中可以看出有 43.48% 的人对智慧医院系统操作是熟练的,有 39.13% 的人只熟练操作其中 3 项,有 17.39% 的人操作熟练程度一般。

图 9-4 调查的是该三甲医院医护人员在运用了智慧医院系统之后有没 有提高工作效率。从图表可以看出大家都认为运用了智慧医院系统后大家 的工作效率有了明显的提高,但提高程度不同。有 21.74% 的人认为工作效 率大幅度提高,有 60.87% 的人认为工作效率提高了较多。反映出医院引进 智慧医院系统在提高工作效率方面是有帮助的,也同时说明智慧医疗系统 的引进提高了医院的管理效率。

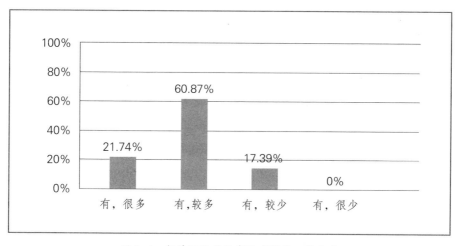

图 9-4 智慧医院系统有没有提高工作效率

图 9-5 调查的是该三甲医院医护人员觉得运用了智慧医院系统之后有 没有为医院节约人力物力。从图表可以看出大家都认为智慧医院系统为医 院节约了人力物力,但节约程度不同。有 26.09% 的人认为大幅节约了人力 物力,有 34.78% 的人认为节约了较多,有 30.43% 的人认为节约了较少, 有 8.7% 的人认为节约了很少。可以看出,智慧医疗系统在节约资源、减少 浪费方面发挥了作用。

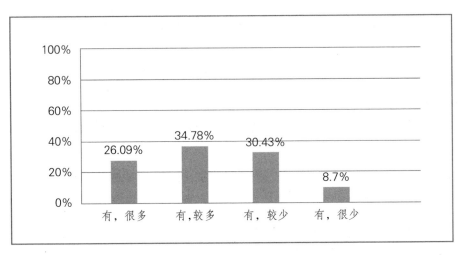

图 9-5　智慧医院系统有没有为医院节约人力物力

图 9-6 调查的是该三甲医院医护人员认为哪些原因阻碍了医院智慧医疗的发展。总体来说，大多数人都认为缺乏交流、缺乏意识是比较主要的两个方面。从上述描述可以看出医护人员对引进智慧医疗系统持赞成态度，也相信它会为医院的发展带来机遇与挑战。认为医院在交流、规划、资金、意识等方面需要加强，才不会阻碍医院智慧医疗的发展。

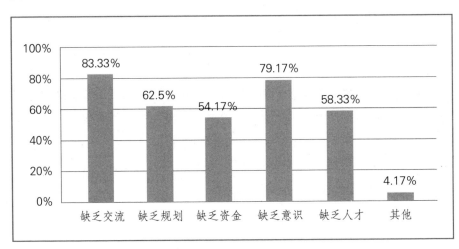

图 9-6　阻碍医院智慧医疗发展进程的原因

9.4.4.2　智慧医疗系统在改善样本医院管理效率方面发挥的作用

（1）医生工作站和护士工作站减少重复手工劳动

该院将医院各科室、各部门互相连接起来，各种单据全部改为网上传递，彻底改变了以往"病人无效往返，充当信息员的角色"的现状。以前多个环节重复信息录入的问题也得到了解决，现在病人信息只有一个入口处，即"入院处"，减少了重复处理病人信息的环节，保证了信息的准确性；取消住院处方，改用电子处方；护士不再重抄医生的医嘱，改为护士站直接接收电子医嘱并对其进行审核执行，减少了由于重复手工劳动产生的差错。

（2）影像归档与通信系统提高了诊疗质量

该院实现了医院信息系统和医学影像归档与通信检查报告系统的无缝集成。即实现病人电子检查申请单和检查报告的互通，减少重复登记的工作强度和不必要的人为失误，为门诊、住院、急诊、体检等部门提供浏览医学影像归档与通信系统影像和报告服务。目前通过医学影像归档与通信系统项目的建设，已实现了该院及其分院放射科、超声科影像诊疗过程的数字化、网络化、无胶片化；优化了医院相关科室的业务流程，提高诊疗质量，通过近两年的应用，共存储患者影像量达 55.6T 左右。

（3）门诊电子病历系统使门诊收入增加

该院实现了全院电子病历数据的共享和交换，最终实现门诊工作的全面信息化管理。随着门诊系统的全面上线，2013 年门诊总收入较之前实现了大幅增长，同比 2012 年增长 40%。

（4）预约挂号服务平台缓解挂号大厅排队挂号拥挤现象

2014 年 8 月，该院对预约挂号服务平台进行统一改造，改造后可以满足提供身份证号、姓名和手机号的用户进行预约，并实现了分时段预约，大大提高了预约率，使得门诊资源得到有效合理的分配，但患者预约后还需要排队取号，影响效率。2015 年 7 月，该院对预约挂号服务平台进行了再次的升级改造，采用预约扣费模式，患者无需到窗口进行取号，预约成功后，就诊日直接到诊间按序号就诊即可。目前预约挂号服务平台提供 10 种方式进行预约挂号，其中包括窗口、诊间、分诊台、微信公众号、支付宝服务窗、工商银行网上银行、中国移动智慧医疗、中国电信健康云、"小事儿"预约及方达掌上医院预约。该平台共开放了 3 家医院（该医院及其分院）次日起七日内的 50%的号源。预约挂号服务平台从根本上缓解了挂号难的问题，患者利用该平台可以通过手机、互联网等各种现代信息技术手段进行预约挂号，挂号大厅排队挂号拥挤现象明显得到缓解。

（5）重症监护临床信息系统实现了规避医疗风险的目标

重症监护临床信息系统提高了监护病房工作效率，规范了监护病房工作流程，实现了重症监护过程电子化管理，从而提高了整个监护病房管理工作的水平，从而实现了规避医疗风险的目标。

（6）电子病历系统缩短了诊疗时间

电子病历系统的应用使得病历书写时间由原先每份病历约 1.5 小时/人次，缩短到现在约 15 分钟/人次，医嘱开立时间由原先平均 20 分钟/人次，缩短到约 5 分钟/人次。

（7）实验室信息管理系统节省了诊断、治疗时间

实验室信息管理系统改变了以往医生必须等待纸质检验报告才能下医嘱的状况，大大节省了诊断、治疗时间，加强了临床与实验室之间的联系。

（8）智慧医疗在解决"看病难、看病贵"方面的作用

智慧医疗首要解决的就是"看病难"的问题，使公众可以随时随地并且十分便捷地获得所需的医疗服务，同时每个公众享受的医疗服务应该是公平的、均衡的。说起"看病难"，在人们脑海中首先出现的应该就是"挂号难"，当一位患者需要就医时，他往往需要到医院的挂号窗口去排队挂号，但是漫长的排队过后却可能因为所挂科室或医生的号已放完而导致无法挂号，此时患者只能选择去另外一家医院或者是第二天再来。即使挂号成功，患者又需要在科室的门口等待叫号，由于不知道何时轮到自己就诊，因此只能寸步不离守在那里，使得人们提起"看病"这两个字就会觉

得需要耗费大量的时间在医院里，既浪费时间耽误工作，同时也会因为等待所产生的焦虑情绪而导致患者间或医患间的矛盾。而预约挂号系统可以缓解这一难题，它通过整合各医疗机构的号源，使公众可以通过网络、电话、APP等多种渠道对医院的任一科室或医生进行预约挂号，同时实名制的预约机制也可极大减少热门号源的"黄牛炒号"现象，缓解了"一号难求"的医疗现状。公众可以按照预约的时间段到医院就医，从以往被动的到医院排队挂号、等待叫号，到现在可以预约挂号、自主选择就诊时间、就诊医生等，极大地缩短了看病的时间，一定程度上缓解了"看病难"的问题。

调查发现，有61.67%的患者认为智慧医疗在"看病难"方面发挥了一定作用（如图9-7）。其中智慧医疗在看病挂号时间短、减少就医等候时间是最为突出的。由此可以看出智慧医疗在一定程度上缓解了"看病难、看病贵"的问题（如图9-8）。

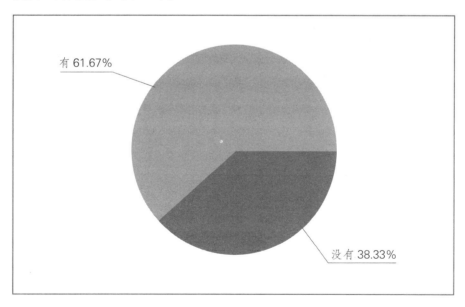

有 61.67%

没有 38.33%

图 9-7　在"看病难"方面发挥作用

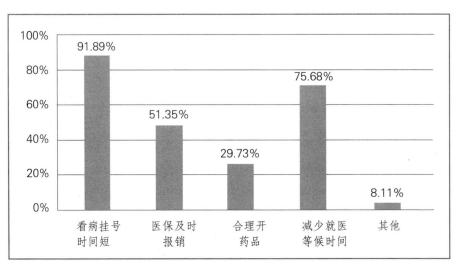

图9-8 智慧医疗发挥作用体现在哪些方面

从图9-9可以看出95%的患者觉得医院引进智慧医疗系统后在挂号方面有为他们带来方便并节约时间。只有5%的人认为医院引进智慧医疗系统没有带来便利，这证明智慧医院系统的引进为大部分人带来方便并节约时间。而那一小部分根据调查发现他们还是用传统就医模式，不懂或不愿意用APP等去挂号。

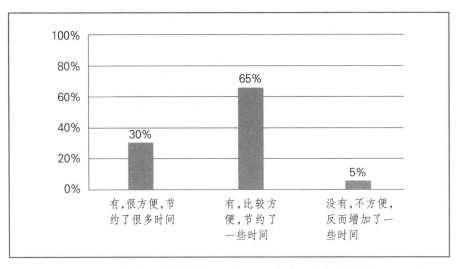

图9-9 智慧医疗在挂号方面是否方便患者及节约时间调查

从图 9-10 可以看出，有 61.67% 的人认为排队就医等候时间缩短了，有 38.33% 的人认为排队就医等候时间与之前相比没什么变化。差距较大的原因可能是：一部分人依赖电子产品使自己按照网上预约好的时间来就诊，节约了很多时间；另一部分人依据传统就医模式，从早上排队挂号到排队就诊耽误时间较长，所以在他们看来就诊时间并没有什么变化。

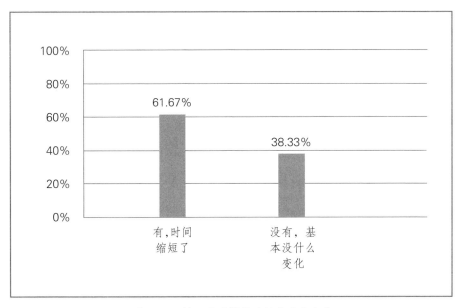

图 9-10　排队就医等候时间有没有变化

从图 9-11 中可以看出，在节约的具体时间方面，有 43.24% 的人认为医院在引进智慧医疗系统后，排队等候就医时间有变化并缩短了 8 分钟以上，有 32.43% 的人认为缩短了 4～7 分钟，24.32% 的人认为缩短了 1～3 分钟。那么这就证明引进智慧医疗系统后排队就医等候时间有变化，为医院提高了工作效率并为患者节约了就诊时间。

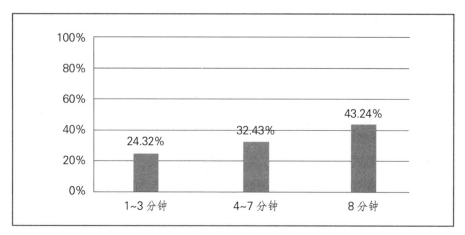

图 9-11 节约的时间

9.5 讨论和建议

本次调查研究结果显示，宁夏某三甲医院智慧医疗实施具有一定的规模，实现了医院的行政管理和事务处理业务信息化，提高了工作效率，辅助医院管理和决策，实现医院各类资源的精细化管理；支持医院的临床诊疗业务，收集和处理病人的临床诊疗信息，提高医疗质量和效率，积累临床医学知识并提供临床咨询、辅助诊疗和临床决策，改善病人的服务质量。但是也存在一些问题，比如新就医模式与人们观念产生矛盾；医务人员接诊时间略有增加；交易结算方式传统，支付方式单一等。

9.5.1 智慧医疗存在的问题及产生的原因

（1）新就医模式与人们观念产生矛盾

在开始推行自助挂号时，很多就诊者还是愿意到窗口排队；同时部分就诊者因年龄或文化程度等原因，操作产生困难，难以操作自助挂号系统。

（2）医务人员接诊时间略有增加

智慧医疗模式下医生在接诊看病时除了要进行常规的诊疗操作外，还要操作诊间预约等系统，接诊看病时间略有增加。

（3）交易结算方式传统，支付方式单一

交易结算方式传统指的是从挂号付费——初步检查——付费——检查、检验和治疗——付费——取药。从这个传统的门诊就诊流程上不难发现，很多时候都被付费这项手续限制，需要重复排队、重复计算费用并支付[13]。所以在减少病人等待时间上的作用来说，效果并不明显。

（4）电子病历打印时间过长

病人出院后需要相关病例去报销，但是电子病历从检查科室到病案室要 15~20 天之后才能打印。病人往往着急要病历，去住院的科室咨询，科室医生说传到病案室了，但病案室却并没有收到，中间传输时间过长或传输过程繁琐。

（5）信息系统的安全对服务影响极大

因新的服务项目和方式均依赖于信息网络系统，一旦网络系统出现故障，整个流程处于瘫痪，影响极大。

（6）操作不当出错

医生接诊完全靠计算机信息系统，操作不当容易出错。有些就诊者不熟悉自助服务设备的性能，不知如何使用，操作时间较长，既耽误自己就诊，又影响其他病人。

9.5.2　今后的应用前景和方向

（1）政府参与加强化

虽然智慧医疗在发展过程中，存在缺乏宏观指导性文件和相关法律法规欠缺的问题，但是从政府对智慧医疗的支持和扶持力度中可以看出，在智慧医疗的发展过程中呈现政府参与加强化的趋势。一方面，由于智慧医疗是一种新型的医疗服务方式，没有相对成熟的模式可供借鉴，为避免在智慧医疗的实践过程中出现更多的问题，国家有必要通过制定相应的政策规范和法律法规，对智慧医疗的具体实施提供一定的指导和引领；另一方面，国家和政府参与度的加强不仅可以给智慧医疗的实施提供宏观性指导，规范智慧医疗的实施行为，而且有利于维护公众的信息安全、合法权益，实现智慧医疗的规范化和进一步推动医疗体制的改革。因此，在智慧医疗的未来发展过程中，政府可制定更多的配套制度措施并健全相关法律法规推进智慧医疗。

（2）应用范围扩大化

随着智能技术的不断提高和应用系统的成熟完善，智慧医疗在提高医疗卫生水平和质量的作用越来越大，智慧医疗的功能和作用为更多的人所认可，其应用范围也将逐渐扩大。智慧医疗将贯穿公民从出生到死亡的整个生命周期，并覆盖儿童、老人、孕妇和特殊疾病患者等，适用范围将逐步扩大，智慧医疗将慧及更多公众，将在更多医疗机构适用。在政府的不断支持和扶持下，智慧医疗的作用和功能将得到很大宣传，其适用范围甚至可能覆盖卫生部门提出的包括药物管理、新农合监管、城镇医疗保障、药品器械信息化监管、公共卫生信息管理等重点业务系统。

（3）信息共享普遍化

针对智慧医疗在实施过程中出现的信息共享未完全实现的问题，在国家和政府的相关政策及制度的支持下和互联网技术的高度发达的环境中，智慧医疗呈现了信息共享普遍化的发展趋势。物联网技术和互联网技术的高度发达为打造全方位立体化的更成熟更完善的数据处理和信息服务平台提供了技术支持，有利于对相关信息进行快速准确的加工及整合和实现医疗信息的融合，实现医疗信息共享的普遍化。

9.5.3 建议

第一，优化电子病历系统，减少中间环节耽误的时间，真正做到容易调取相关病历。同时，在提取病历的类似于叫号机的设备，避免人群过度拥挤，不排队进行电子病历的调取与打印。还有，最好收费与打印窗口一体化，避免人们重复排队，增加等候时间。

第二，对医护人员加强培训。尤其是在有关信息化管理、信息系统的使用等方面加强培训，保证质量。医生的接诊方式从传统模式转变到应用信息化的现代模式，有一个学习、熟悉和提高的过程，因此要加强培训，确保服务优质和效率。

第三，加强预约挂号的宣传力度，在挂号门诊咨询台设置专人提供讲解与下载服务。针对门诊就诊流程，继续推广预约诊疗服务，提升门诊预约就诊率。建立检查统一智能预约平台：预约平台设立统一的医技检查资源库，把医院所有医技项目通过信息技术实现集中预约，通过设置预约规则库，如项目冲突规则、优先原则、就近原则等，并且运用计算机动态规划算法来优化预约流程，统筹安排患者的检查，患者多项检查尽量安排在一天完成，以减少病人的往返次数，同天完成的检查根据检查项目的特殊性安排先后顺序，从而降低患者等待检查的时间。

第四，实行挂号—看病—收费一卡通制。实现各科室都可通过刷卡付费，从而减少因重复看病—缴费而耽误的时间。

第五，制定措施，确保安全。医院应从操作使用和网络安全这两方面制定规章制度、应急预案，出台相应的激励措施，确保诊疗工作正常、顺利进行。

第六，完善系统，提升效能。在实施过程中应不断进行总结分析，从方便病人、提高效率等方面来完善系统的设计，增加功能，使智慧医疗信息系统产生更好的服务效能。

第十章 公立医院补偿机制的改革对公立医院运营的影响

10.1 研究公立医院补偿机制的意义

10.1.1 研究公立医院补偿机制问题，有助于推动公立医院回归公益性

补偿机制改革是公立医院改革的一项重要内容，其改革的出发点是通过取消药品加成，提高医疗服务价值和政府的财政补偿，从而使公立医院回归其公益性。公立医院的公益性是衡量改革成功的标志（雷海潮，2012）。公立医院的公益性主要是指通过政府公共政策（公共财政）而使公立医院发挥缓解居民就医经济风险程度的公共功能，即公立医院的运营应更多地体现政府的公共财政对它的支持。取消药品加成，从而实现公立医院补偿方式的转变，是实现公立医院公益性的突破口。

10.1.2 研究公立医院补偿机制改革中存在的问题有助于完善其补偿政策，是公立医院改革的重要内容

2012 年，国务院办公厅发布了《深化医药卫生体制改革 2012 年主要工作安排》，开展"取消药品加成"的试点，将县级医院的补偿机制由政府补助、服务收费及药品加成改变为政府补助和服务收费。这一政策已于2017 年在全国各级医疗机构开始实施。到目前为止，我国很多城市都取消了药品加成，通过调整其他补偿方式弥补医院药品收入的减少。如陕西省完全通过财政来补偿这一政策所带来的亏损，山东省则通过增加政府投入

和上调医疗服务价格来实现药品收入减少医院的损失，宁夏银川市市属公立医则通过政府（60%）、调整医疗服务价格（30%）和医院（10%）共同分担，浙江省则通过调整 4000 多项医疗服务价格来解决药品收入的减少。不同的补偿方式中，财政投入的增加体现了政府对于公立医院公益性的支持，但财政投入不能及时到位以及财政投入的结构和效率也是存在一定问题的。从投入的结构来看，如新医院会计制度对医院的财政补助收入设置了 2 个科目："基本收入"和"项目收入"。其中基本收入主要包括离退休人员经费、政策性亏损补贴等经常性补助，而项目收入主要包括基本建设、设备购置、重点学科发展及承担政府指定公共卫生任务等的专项补助。从这 2 个科目的内容来看，政府的财政投入主要侧重于医院的前期投入和亏损的弥补，对于医院在运营过程所发生的成本并未进行补偿，从补偿方式来看按编制、按床位补依然存在，促使医院一味地扩大床位与规模；另外从财政投入的效率看，新医改后政府财政投入的边际效率呈递减趋势。上调医疗服务价格虽然在一定程度上体现了医疗服务的价值，但在医疗保险和患者同时作为医疗服务的付费方的情况下，在真实补偿了医院的经营成本后，在医保待遇没有发生变化时，医保基金是否可以承受？患者的个人负担是否不变或降低？对于这两个问题的回答应当是补偿方式改革政策的落脚点，对于这些问题的思考有助于公立医院改革补偿机制政策的完善。

10.1.3　医疗服务补偿机制研究是开放富裕和谐美丽宁夏建设研究中的重要内容，具有重要的现实意义

2012 年，宁夏回族自治区印发的《自治区关于加快推进县级公立医院综合改革的指导意见》明确提出，宁夏要以破除"以药补医"机制为关键环节，以改革补偿机制和落实医院自主经营管理权为切入点，统筹县域医疗卫生体系发展。从 2012 年 10 月起，取消县级公立医院全部药品加成，2015 年银川市属 6 家医院遵循"总量控制、结构调整、有升有降、逐步到位"的原则，也已全部完成药品加成取消的工作。对公立医院而言，通过

完善补偿机制才能向广大人民群众提供优质、廉价的医疗服务，走向持续、健康的发展之路，公立医院的补偿机制的改革是开放富裕和谐美丽宁夏建设研究中的重要内容。

10.2　国内外研究现状

国外对公立医院补偿方式的研究主要集中在对医院支付方式的研究。从政府的财政投入分析，有完全的税收模式（英国）、社会医疗保险模式（德国），有商业医疗保险（美国）和储蓄医疗保险模式（新加坡），政府对卫生投入的力度是依次递减的。从国外公立医院支付方式来看，大体分为两种模式：一是主要依靠财政补偿的总额预算制（加拿大），二是双重补偿（财政补偿+社会医疗保险）下的总额预算制、疾病诊断分组付费、按项目付费、按床日付费、按单元成本付费、按病例组合等付费，以上支付方式的效率是依次提高的，不断加强对医院的激励机制，促使医院关心医疗机构的成本、提高资源的利用率。从国外公立医院价格服务体系看，主要包括了医疗服务价格、药品价格和检查价格等，基本反映了医务人员的劳务价值。最后从药品收入和药事的设立上看，发达国家和地区的公立医院药品收入占总收入的比为10%～20%，实行医药分开，门诊不设药房。对药品价格实行动态定价监管。另外对药事服务费的收取，日本是用点数换报酬，药师调配门诊处方的费用是每张9点报酬，住院的是7点报酬等，而且这些报酬是通过医疗保险来支付的。

国内对公立医院的研究主要集中在以下几个方面：一是目前公立医院补偿机制的现状与存在问题分析，如刘春平等人（刘春平、廖小平等，2013）研究了海南省公立医院的补偿机制，发现政府卫生投入总量不足、缺乏科学的财政补偿依据、医疗服务收费补偿不合理等。二是加强补偿机制改革的必要性，四川的李敏等人（李敏，2015）指出了公立医院药价虚高、"以药养医"现象严重，并探索了取消药品加成后如何调整补偿机制的问题，结论是可以通过加大财政拨付、调整医疗服务价格、健全医疗保

险服务体系及吸引社会投融资来调整补偿机制。三是对补偿机制的改革从
利益相关者、博弈论、系统动力学的角度进行分析，如宁夏的高秀平等人
（高秀萍、钱磊等，2015）测算出了6种对宁夏县级公立医院的补偿模型。
四是对于目前补偿机制改革模式进行了介绍，如黄蕾蕾等人（黄蕾蕾、王
昕等，2014）对吉林、本溪、浙江、河曲等地方的改革模式做了介绍并进
行了简单的评价，为各地的补偿机制改革提供了借鉴。

　　鉴于以上，本研究将从实证的角度分别从医疗机构、患者和控费的角
度分析取消药品加成后银川市属公立医院补偿机制改革实施的效果，为补
偿机制政策的完善提供建议。

10.3　实证分析

　　研究对象：宁夏某市市属公立医院6家，包括分别以样本医院1、2、
3、4、5、6表示。

　　数据来源：搜集宁夏某市市属6家公立医院2012—2016年的运营数
据，包括部分医保基金支出等数据，数据主要来自现场调查及宁夏卫生统
计年鉴等。

　　研究方法：本研究主要采用对比分析方法，利用平移的思想推断2016
年宁夏某市市属公立医院的实际补偿率以及宁夏某市公立医院补偿机制中
价格调整对医药费用上涨的贡献率。

10.3.1　宁夏某市市属公立医院补偿机制改革的主要措施

　　宁夏自2012年以县级医疗机构为试点取消了药品加成后，于2015年
4月启动了市级、2016年底启动了省级公立医院的补偿机制改革。以市级
公立医院的补偿机制政策来看，因取消药品加成给医院带来的损失，30%
由政府的财政预算补偿，60%通过上调医疗服务的价格进行补偿，10%由
医院通过设置药事服务费、加强内部管理等自行解决。该政策的出台旨在
破除"以药养医"，充分体现医疗服务中所凝结的劳动价值，最终使医疗
机构回归公益性。

医疗服务价格的调整是本次公立医院补偿机制改革的核心问题，本次调整遵循"总量控制、结构调整、有升有降"的原则，力图使医疗服务的价格能真实地反映医疗机构的成本，价格有升有降，调整的力度直接影响到公立医院的运营、患者的负担以及医保基金的支出。通过比较调整前后的医疗服务的价格，可以发现手术费、护理费、床位费等与医务人员、技术劳务价值密切相关的价格有所上升，但大型设备检查、化验、检验以及药品费用则有所回落，如心脏彩色多普勒超声由之前的 69 元/次，下降到65.6 元/次，牙体缺损黏结修复术由之前的 20 元/次上调至 25 元/次，上涨幅度为 25%，诊疗费（门诊挂号费）也平均上调了 5 元。

伴随着医疗服务价格的上涨，从医保基金的支付看，以职工医疗保险为例，职工的医疗保险待遇并没有随之提高，从各医院的医保部门了解到，医保基金的结算也经常面临着年底赤字的问题。

10.3.2　2012—2016 年宁夏某市市属公立医院药占比分析

药占比是衡量医疗机构收入结构的重要指标，通常认为医疗机构的药占比控制在 40% 左右比较合理，否则有"以药养医"之嫌。自 2012 年以来，宁夏某市市属公立医院的平均药占比均控制在 33% 以内，2015 年取消

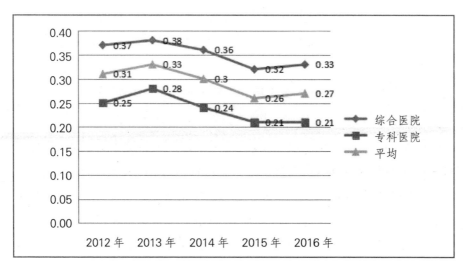

图 10-1　宁夏某市市属公立医院药占比

药品加成以来，药占比下降至26%~27%。因专科医院特别是样本医院3药占比很低（1%~8%），使得专科医院的药占比明显低于综合医院。

10.3.3　2012—2016年宁夏某市市属公立医院上级财政补助收入分析

从宁夏某市市属6家公立医院中的财政补助收入来看，2012年各医院的财政补助收入最低，2015年达到顶峰，2016年并没有因为公立医院补偿政策的实行而增加政府的财政投入。

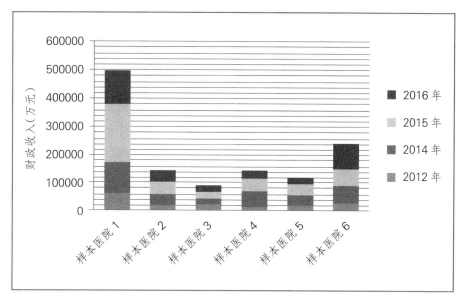

图10-2　银川市属公立医院2012年财政收入变化分析

10.3.4　财政收入占总收入的比

2012—2016年宁夏某市市属6家公立医院的财政收入占总收入的平均比从2012年的最低25%，上升到2014年的30%，2015又由29%滑落到22%，可以看出2016年政府的财政拨款对医院总收入的贡献率并没有由于医疗机构补偿机制的变化而有所提高，因此政府的财政负担并没有因为该政策的实施而产生经济压力。

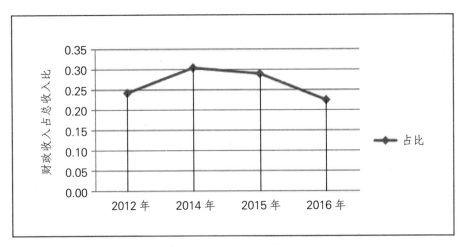

图 10-3　宁夏某市市属公立医院 2012—2016 年财政收入占总收入比

10.3.5　综合补偿率

实际综合补偿率是测算由于医疗服务价格的调整而增加的医疗服务收入对由于取消药品加成带来的收入减少的实际补偿程度。

由于宁夏某市市属公立医院的取消药品加成政策是从 2015 年 7 月开始的，为了使数据具有可比性，特别以 2014 的数据为基础推测 2016 年的收入，同时由于医疗机构的收入是同服务量成正比的，知道了 2014 年到 2016 年的服务增长率，可以以此推测其收入也是以同比例增加的。鉴于此，做出以下的估计（见表 10-1）。以药品加成 15% 作为估计，2016 年宁夏某市市属公立医院取消药品加成后实际综合补偿率仅为 43.18%。

表 10-1　2016 年宁夏某市市属公立医院取消药品加成后实际补偿率估算

项　　目	2014 年	2016 年	服务量增长率（%）	在 2014 年基础上预测 2016 年收入	损益
药品加成的收益					
门诊人次	416934	439566	5.43		
住院人次	12157	14066	15.70		

续表

项　目	2014 年	2016 年	服务量增长率（%）	在 2014 年基础上预测 2016 年收入	损益
门诊医疗收入（万元）	8268.733	10476.7		8717.725	1758.975
住院医疗收入（万元）	8755.183	11461.72		10129.841	1331.880
小计（万元）					3090.855
药品加成的损失					
药品收入（万元）	44387	47709.7			
药品加成（按15%计算）（万元）		7156.455			
净收益（万元）					−40656
药品加成实际的补偿率（%）					43.18

10.3.6　患者医疗费用的变化及医疗服务价格的上涨对医疗费用变化的影响

在充分考虑居民消费价格指数变化的基础上，2012—2016 年宁夏某市市属公立医院人均住院费用、次均诊疗费用呈逐年上涨趋势。其中，人均住院费用从 2974.04 元上涨至 6172.89 元，增加了 3198.85 元，上涨了 1.07 倍，年均增长率为 26.8%，从 2012 年至 2014 年，人均住院费用年增长率为 44%。2014—2016 年人均住院费用增长速度明显放缓，年均增长 11.3%，可推断 2015—2016 年年均增长率为 5.2%，远低于 2012—2016 年的年均增长率 26.8%。由于已剔除通货膨胀因素，5.2% 的人均住院费用的增长率可归结为医疗服务价格的上涨引起。次均诊疗费用 2012—2016 年维持在 155.99~213.15 元，增加了 57.16 元，增长幅度为 36.86%，年均增长率为 9.2%，其中 2016 年较 2014 年增长了 18.8%，年均自然增长率为

9.4%，可推断 2016 年的诊疗费用上涨中有 9.4% 是由于医疗服务价格的上涨所引起的。

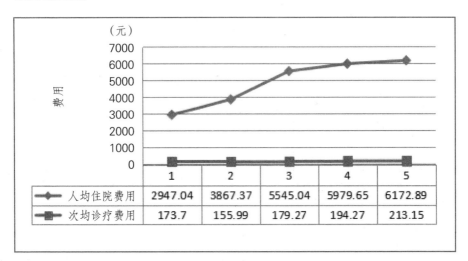

图 10-4　2012—2016 年患者治病负担变化

10.3.7　城镇职工保险收入占总收入比

由于 2012—2016 年在宁夏某市市属公立医院总收入统计中仅有样本医院 1 对收入结构做了细分，以样本医院 1 为例，职工保险收入在总收入中的占比平均为 20%，其中 2013 年最低为 11%，2016 年最高达到 25%，职工保险基金的支出压力增大，在职工医保基金缴费标准不变的情况下，不排除医疗服务价格的上行增加了医保基金的支出。

表 10-2　样本医院 1 2012—2016 年职工保险收入变化

（单位：万元）

项　　目	2012 年	2013 年	2014 年	2015 年	2016 年
总收入	431118	501632	617376	783994	767461
职工保险收入	85993	55420	138769	161677	194909

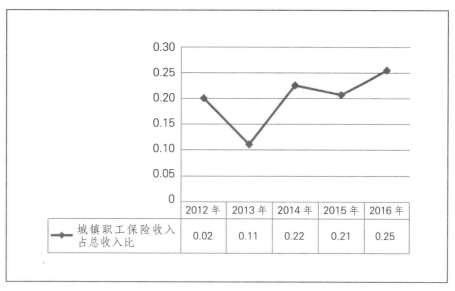

图 10-5　2012—2016 年城镇职工医疗保险收入占总收入比

　　综上所述，通过对宁夏某市市属 6 家公立医院实施补偿机制改革后的运营数据的分析，可以获得以下发现：

　　（1）自 2012 年以来，宁夏某市市属公立医院的平均药占比均控制在 33% 以内，2015 年取消药品加成以来，药占比下降至 26%～27%。因专科医院诊疗的特殊性，药占比很低（1%～8%），使得专科医院的药占比明显低于综合医院。

　　（2）2012—2016 年宁夏某市市属 6 家公立医院的财政收入占总收入的平均比从 2012 年的最低 25%，上升到 2014 年的 30%，2015 又由 29% 滑落到 22%，可以看出 2016 年政府的财政拨款对医院总收入的贡献率并没有由于医疗机构补偿机制的变化而有所提高，因此政府的财政负担并没有因为该政策的实施而产生经济压力。

　　（3）以药品加成 15% 作为估计，2016 年宁夏某市市属公立医院取消药品加成后实际综合补偿率仅为 43.18%。

　　（4）在充分考虑居民消费价格指数变化的基础上，人均住院费用中 5.2% 的增长率可归结为医疗服务价格的上涨引起；次均诊疗费用上涨中有 9.4% 是由于医疗服务价格的上涨所引起的。

（5）2016 年职工保险基金的支出压力增大，在医保基金缴费标准不变的情况下，不排除医疗服务价格的上行增加了医保基金的支出。

10.4 讨论及建议

10.4.1 取消药品加成政策对公立医院运营的影响

取消药品加成后，医院总收入、支出、结余明显减少，药占比下降明显，且率先实现 2017 年国家试点城市公立医院药占比低于 30% 的改革目标。与此同时，医疗服务收入占总收入比例明显上升，分析原因：一方面由于取消药品加成药品总收入下降，另一方面弥补因取消药品加成药品收入减少导致总收入减少的损失而调高医疗服务价格，使其净收入实现了快速增长，使得医疗服务收入占总收入的比重上升。财政补助收入方面，取消药品加成后，2015—2017 年平均财政补助收入是 2009—2014 年平均财政补助收入的 2 倍。提示政府为弥补取消药品加成给公立医院造成的损失加大了补偿力度，体现了政府对于公立医院公益性的支持。从业务量方面看，取消药品加成后，虽然样本医院业务量总体呈不断增长趋势，但增长速度方面明显低于 2009—2014 年药品加成期间。考虑是取消药品加成后，门诊专家挂号费提高对患者就医起到分流作用。也可能与目前正在实施的分级诊疗制度有关，该政策将一部分病情轻微的病人分流到基层医疗机构，导致城市公立医院业务量增速下降。次均费用变化方面，取消药品加成后门诊和住院次均药费明显得到控制，而医疗服务费变化较大。取消药品加成后，数量方面，住院病人医疗服务增长幅度较大，门诊医疗服务增长幅度相对较小。但增长速度方面，住院医疗服务费年平均增长速度下降了 4.16%，而门诊医疗服务费年增长速度上升了 11.28%。说明现有的补偿机制虽然调整了医疗服务价格，但侧重点在门诊医疗服务价格。相比门诊业务，住院医疗服务更能体现公立医院的技术水平和服务能力，是公立医院医疗服务收入的主要来源。

10.4.2　完善医疗机构的成本测算

通过对宁夏某市市属公立医院在取消药品加成后总收入与总支出的比和实际补偿率的测算发现：医疗机构依然存在着政策亏损，自 2012 年由略有盈余的局面（1.08）过渡到 2015 年的基本保持平衡（1.00），而到了 2016 年出现了明显的亏损（0.95）。为了保证公立医院的正常运营，在不增加患者负担的基础上，可继续坚持"总量控制、有升有降"的原则调整医疗服务价格。而医疗服务价格的调整在于对医疗服务成本的测算，医疗机构成本的测算是公立医院制定医疗服务价格的基础。

10.4.3　加大政府的投入力度

经分析发现，2015 年宁夏某市市属公立医院实施取消药品加成政策以来，政府的政策性支出并没有上涨，同前 3 年相比总量依然维持在原有的水平，而随着公立医院总收入水平的不断提高，财政投入占比有下降的趋势。一方面，政府对医疗机构基本医疗服务财政的支持体现了公立医院的公益性，另一方面建议政府增加对公立医院投入的绝对量，同时注重调整投入的结构和效率，弱化公立医院的逐利倾向。

10.4.4　逐步提高医疗保险基金的待遇

宁夏某市市属公立医院取消药品加成政策实施以来，随着居民医疗保险待遇的提高及医疗服务价格的上涨，医保基金的支出压力明显增大，各公立医院均出现了年底医保基金不能及时结算的现象，直接地影响到公立医院的运行。建议继续坚持统筹城乡基本医疗保险制度，适当调整医保的缴费标准，增加医保基金的基数，做大医保基金的盘子，充分发挥医保基金的效用。

参考文献

［1］李玲,陈秋霖.理性评估中国医改三年成效［J］.卫生经济研究,2012 (5).

［2］韩志琰.基于医疗服务分流的农村医疗机构住院患者就医选择行为及满意度研究［D］.山东大学,2012.

［3］Peter S. Hussey,Han de Vries,John Romley,Margaret C. Wang,Susan S. Chen,Paul G. Shek -elle,Elizabeth A. McGlynn. A Systematic Review of Health Care Efficiency Measures［J］. Health Services Research,2009(3):784.

［4］G. BRADSHAW,P. L. BRADSHAW. Competition and efficiency in health care-the case of the British National Health Service［J］. Journal of Nursing Management,1994(1):31.

［5］O. Tiemann,J. Schreyogg,R. Busse. Hospital ownership and efficiency:A review of studies with particular focus on Germany［J］. Health Policy,2012 (2):163-171.

［6］H. David Sherman. Hospital Efficiency Measurement and Evaluation:Empirical Test of a New Technique［J］. Medical Care,1984(10):922-938.

［7］L. Steinmann,G. Dittrich,A. Karmann,etc. Measuring and comparing the (in)efficiency of German and Swiss hospitals［J］. Eur J Health Economic,2004(3).

［8］成刚,钱振华.卫生体系效率评价的概念框架与测量方法——兼论应用数据包络分析的方法学问题［J］.中国卫生政策研究,2012(3).

［9］C. L. Chuang,P. C. Chang,R. H. Lin. An Efficiency Data Envelopment Analysis Model Reinforced by Classification and Regression Tree for Hospital Performance Evaluation［J］. Journal of Medical Systems,2011(5):1075-1083.

［10］刘海英,张纯洪. 中国城乡卫生经济系统投入产出动态效率的对比研究［J］. 农业经济问题,2010(2):44-51.

［11］刘海英,张纯洪. 中国农村地区医疗机构的服务效率真的比城市低吗? ——基于三阶段 DEA 调整后产出非径向扩张测度效率的新证据［J］. 中国农村观察,2011(4):86-95.

［12］毕泗锋. 经济效率理论研究述评［J］. 经济评论,2008(06):133-138.

［13］M.J. Farrell. The measurement of productive efficiency［J］. Journal of the Royal Statistical Society. Series A (General),1957(3):253-290.

［14］B. Hollingsworth,J. Wildman. The efficiency of health production: re-estimating the WHO panel data using parametric and non-parametric approaches to provide additional information ［J］. Health Economics,2003(6): 493-504.

［15］成刚,梁立霖. 基于非参数方法的国际间卫生体系效率比较分析［J］. 中国卫生政策研究,2012(03).

［16］Y. A. Ozcan,J. Watts,J. M. Harris,etc. Provider experience and technical efficiency in the treatment of stroke patients:DEA approach［J］. Journal of the Operational Research Society,1998(6):573-582.

［17］庄宁,赵衍峰,贾莉英,等. 医院经济效率时间序列分析［J］. 中国卫生资源,2001(4):150-152.

［18］卞鹰,孙强,赵衍峰,等. 不同性质医院服务效率差异分析［J］. 中国卫生资源,2001(4):147-149.

［19］韩晖,黄爱群,潘晓平,等. 县级妇幼保健机构运行相对效率的评价探讨［J］. 中国社会医学杂志,2009(6):370-372.

［20］宁岩,任苒. 合作医疗干预前后中国农村贫困地区乡镇卫生院服务

效率比较[J]. 中国医院管理,2002(12):66-68.

[21] 王碧艳,方鹏骞. 基于 DEA 方法的县乡两级医疗机构协同管理运行效率分析[J]. 医学与社会,2014(06):15-18.

[22] 宁岩,任苒. 随机前沿生产函数在乡镇卫生院服务效率测量中的应用[J]. 中国卫生经济,2005(03):18-19.

[23] 姚红,胡善联,曹建文. 上海市 45 家医院供给的技术效率评价[J]. 中国医院管理,2003(05):9-11.

[24] H. D. Sherman. Data Envelopment Analysis as a New Managerial Audit Methodology – Test and Evaluation[J]. Auditing-a Journal of Practice & Theory,1984(1):35-53.

[25] R. D. Banker,W. W. Cooper,L. M. Seiford,etc. Returns to scale in different DEA models [J]. European Journal of Operational Research,2004 (2):345-362.

[26] R. D. Banker,R. F. Conrad,R. P. Strauss. A Comparative Application of Data Envelopment Analysis and Translog Methods – an Illustrative Study of Hospital Production[J]. Management Science,1986(1):30-44.

[27] J. McDonald. Using least squares and tobit in second stage DEA efficiency analyses [J]. Euro-pean Journal of Operational Research,2009(2):792-798.

[28] W. F. Bowlin. Financial analysis of civil reserve air fleet participants using data envelopment analysis[J]. European Journal of Operational Research,2004(3):691-709.

[29] Ron,Swierczynski Geraci,Duane. Rules of thumb[J]. Geraci,Ron;Swierczynski,Duane,1997(2).

[30] B. Benito-Lopez,M. D. Moreno-Enguix,J. Solana-Ibanez. Determinants of efficiency in the provision of municipal street-cleaning and refuse collection services[J]. Waste Management,2011(6):1099-1108.

［31］R. Fare,S. Grosskopf. Modeling undesirable factors in efficiency e-valuation:Comment ［J］. European Journal of Operational Research,2004(1):242-245.

［32］E. G. Gomes,M. P. E. Lins. Modelling undesirable outputs with zero sum gains data envelopment analysis models[J]. Journal of the Operational Research Society,2008(5):616-623.

［33］G. R. Jahanshahloo,F. H. Lotfi,N. Shoja,etc. Undesirable inputs and outputs in DEA models ［J］. Applied Mathematics and Computation,2005(2):917-925.

［34］G. R. Jahanshahloo,A. H. Vencheh,A. A. Foroughi,etc. Inputs/outputs estimation in DEA when some factors are undesirable[J]. Applied Mathematics and Computation,2004(1):19-32.

［35］Y. J. Li,L. Liang,S. B. Li. A PCA/DEA model for dealing with un-desirable outputs and the dimensionality of data set ［J］. Proceedings of the 2008 International Conference on E-Risk Management（Icerm 2008）,2008:122-127,844.

［36］W. B. Liu,W. Meng,X. X. Li,etc. DEA models with undesirable inputs and outputs[J]. Annals of Operations Research,2010(1):177-194.

［37］L. M. Seiford,J. Zhu. Modeling undesirable factors in efficiency evaluation[J]. European Journal of Operational Research,2002(1):16-20.

［38］魏权龄,卢刚. DEA 方法与模型的应用——数据包络分析(三)[J]. 系统工程理论与实践,1989(3):67-75.

［39］张宁,陈康民,蔡鹏,等. 公共卫生服务系统的效率评估[J]. 上海机械学院学报,1992(4):55-65.

［40］王丹,邢沫. 国内医疗机构 DEA 模型评价指标选择的系统评价[J]. 中国医院,2013(4):30-32.

［41］石义全,钱振华,成刚. 指标选择对医院效率评价的影响——以2010

年省级数据 DEA 模型为例[J]. 中国卫生政策研究,2012(03).

[42] S. Grosskopf,V. Valdmanis. Measuring hospital performance:A nonparametric approach[J]. Journal of Health Economics,1987(2):89–107.

[43] Y. A. Ozcan,R. D. Luke. A National Study of the Efficiency of Hospitals in Urban Markets[J]. Health Services Research,1993(6):719–739.

[44] A. Amirteimoori. Super Efficiency in DEA:An Application to Gas Companies [J]. Numerical Analysis and Applied Mathematics,2008,1048:39 – 42,1031.

[45] 陈敬学. 中国银行业的效率:一个基于超效率 DEA 模型的实证研究[J]. 统计与决策,2008(24):133–135.

[46] 赵翔. 银行分支机构效率测度及影响因素分析——基于超效率 DEA 与 Tobit 模型的实证研究[J]. 经济科学,2010(01):85–96.

[47] 李海东,吴波亮. 中国各省经济效率研究:基于超效率 DEA 三阶段模型[J]. 贵州财经大学学报,2013(03):14–22.

[48] R. Fare,S. Grosskopf,D. Margaritis. Productivity growth and convergence in the European Union [J]. Journal of Productivity Analysis,2006(1):111–141.

[49] E. Gutierrez,S. Lozano. Data Envelopment Analysis of multiple response experiments[J]. Applied Mathematical Modelling,2010(5):1139–1148.

[50] 车莲鸿,程晓明. 我国乡镇卫生院技术效率的动态分析[J]. 中国卫生资源,2011(3):174–176.

[51] 李湘君,王中华. 基于 Malmquist 指数的我国农村乡镇卫生院全要素生产率分析[J]. 安徽农业科学,2012(5):3060–3061,3067.

[52] H. H. Chang. Determinants of hospital efficiency:the case of central government–owned hospitals in Taiwan [J]. Omega–International Journal of Management Science,1998(2):307–317.

[53] V. G. Valdmanis. Ownership and technical efficiency of hospitals[J].

Medical Care,1990:552-561.

[54] H. Tsai,J. Wu,Z. X. Zhou. Managing Efficiency in International Tourist Hotels in Taipei using a DEA Model with Non-discretionary Inputs[J]. Asia Pacific Journal of Tourism Research,2011(4):417-432.

[55] I. Novosadova,M. Dlouhy. Evaluation of technical efficiency of acute hospitals and its relation to wages of health personnel[J]. Ekonomicky Casopis, 2007(8):783-792.

[56] R. Rosenman,K. Siddharthan,M. Ahern. Output efficiency of health maintenance organi zations in Florida [J]. Health Economics,1997（3）:295-302.

[57] E. Dalmau-Matarrodona,J. Puig-Junoy. Market structure and hospital efficiency:Evaluating potential effects of deregulation in a national health service[J]. Review of Industrial Organiza tion,1998(4):447-466.

[58] E. Zere,D. McIntyre,T. Addison. Technical efficiency and productivity of public sector hos-pitals in three South African provinces ［J］. South African Journal of Economics,2001(2):336-358.

[59]郭晓日.我国公立医院效率及影响因素研究[D].山东大学,2012.

[60]李湘君,王中华.中国农村乡镇卫生院服务效率的实证分析[J].人口与发展,2012(2):91-98.

[61] T. R. Nunamaker. Measuring Routine Nursing Service Efficiency— a Comparison of Cost Per Patient Day and Data Envelopment Analysis Models [J]. Health Services Research,1983(2):183-205.

[62] T. Sueyoshi,M. Goto. DEA-DA for bankruptcy-based performance assessment:Misclassifica tion analysis of Japanese construction industry[J]. European Journal of Operational Research,2009(2):576-594.

[63] A. D. Athanassopoulos,S. P. Curram. A comparison of data envelopment analysis and artificial neural networks as tools for assessing the efficiency

of decision making units [J]. Journal of the Operational Research Society, 1996 (8):1000-1016.

[64] R. G. Thompson, E. J. Brinkmann, P. S. Dharmapala, etc. DEA/AR profit ratios and sensitivity of 100 large US banks [J]. European Journal of Operational Research, 1997(2):213-229.

[65] R. G. Thompson, P. S. Dharmapala, E. J. Gatewood, etc. DEA/assurance region SBDC efficiency and unique projections [J]. Operations Research, 1996(4):533-542.

[66] R. G. Thompson, P. S. Dharmapala, D. B. Humphrey, etc. Computing DEA/AR efficiency and profit ratio measures with an illustrative bank application[J]. Annals of Operations Research, 1996(68):303-327.

[67] L. M. Seiford, J. Zhu. Stability regions for maintaining efficiency in data envelopment analysis [J]. European Journal of Operational Research, 1998 (1):127-139.

[68] Seiford L. M. Zhu J. Sensitivity analysis of DEA models for simultaneous changes in all the data[J]. Journal of the Operational Research Society, 1998(10):1060-1071.

[69] C. L. Bryce, J. B. Engberg, D. R. Wholey. Comparing the agreement among alternative models in evaluating HMO efficiency[J]. Health Services Research, 2000(2):509-528.

[70] 刘英. 基于 Malmquist 指数模型的 281 所乡镇卫生院的效率研究 [D].北京协和医学院,2011.

[71] 卞鹰,张锡云,葛人炜,等. 卫生经济改革对医院经济效率影响研究 [J]. 中国卫生资源,2009(4):153-156.

[72] 林皓,金祥荣. 政府投入与我国医院效率的变化[J]. 经济学家 2007,(02).

[73] 王小霞. 我国农村医疗卫生的供给效率:地区趋同与门槛效应[D].

山东大学,2010.

[74]李建,张丽芳,王小万,等.我国东部6省79市乡镇卫生院整体运行效率DEA分析[J].中国卫生经济,2013(06):63-65.

[75]李成.基于数据包络分析法的乡镇卫生院效率研究[D].山东大学,2013.

[76]王疆,师新宇,梁维萍.基于数据包络分析的乡镇卫生院效率评价研究[J].卫生经济研究,2012(07):32-36.

[77]陆璐,王烈,程莉莉.基于数据包络分析的乡镇卫生院经营效率评价[J].中国卫生统计 2008(2):165-166.

[78]董四平.县级综合医院规模经济效率及其影响因素研究[D].华中科技大学,2010.

[79]黄奕祥,胡正路,郑静,等.广东省乡镇卫生院资源利用效率评价分析[J].中国卫生事业管理,2003(10):625-626.

[80]邱燕.我国五省市乡镇卫生院效率评价研究[D].山东大学,2012.

[81]车莲鸿,程晓明,等.我国乡镇卫生院技术效率的动态分析[J].中国卫生资源,2011(3):174-176.

[82]李春芳,陈宁姗,尹爱田,等.数据包络分析在乡镇卫生院效率评价中的应用[J].中华医院管理杂志,2005(3).

[83]熊巨洋,张亮,冯占春,等."标准服务量"在乡镇卫生院效率评价中的应用[J].中国卫生事业管理,2008(04):220-222.

[84]方鹏骞,陈晶,张佳慧.2002至2004年我国不同地区农村预防保健工作效率评价[J].北京大学学报(医学版),2007(2):203-204.

[85]马桂峰,盛红旗,马安宁,等.新型农村合作医疗实施前后乡镇卫生院效率变化的研究[J].中国卫生经济,2012(04):52-55.

[86]马桂峰,马安宁,尹爱田,等.新型农村合作医疗制度实施前后我国乡镇卫生院生产率变化的研究[J].中国卫生经济,2013(09):59-61.

[87]屠彦.我国政府卫生投入效率研究[J].中国卫生经济,2012(9):

62–65.

[88] 刘自敏,张昕竹,杨丹. 我国省级政府卫生投入的时空演变——基于面板三阶段 DEA 模型的分析[J]. 中央财经大学学报,2014(6):100–104.

[89] 刘丽. 我国地方政府卫生支出效率实证研究[D]. 西北师范大学,2013.

[90] A. Charnes,W. W. Cooper,E. Rhodes. Measuring the efficiency of decision making units[J]. European Journal of Operational Research,1978(6):429–444.

[91] J. T. Pastor,J. L. Ruiz,I. Sirvent. A statistical test for detecting influential observations in DEA [J]. European Journal of Operational Research,1999,115(3):542–554.

[92] 王冰,赵凌燕. 地方财政医疗卫生支出效率评价体系构建[J]. 山东工商学院学报,2014(6):77–82.

[93] 刘鸿宇,李林贵,孙玉凤,等. 中国西部 9 省区卫生人力资源文献及政策梳理分析[J]. 中国卫生事业管理,2014(05):351–353.

[94] 马文莉,李林贵,慕兴鹏,等. 西部地区医务人员工作满意度因子分析[J]. 中国卫生事业管理,2013(07):536–540.

[95] 董四平. 县级综合医院规模经济效率及其影响因素研究[D].华中科技大学,2010.